食養で治す

メタボリックシンドローム

内臓脂肪をつけずに燃やす

藤城 博 著

農文協

まえがき

メタボリックシンドローム（直訳は代謝症候群）を「内臓脂肪症候群」と訳したのは名訳でした。肥満研究によりますと、内臓と腸間膜のまわりにたまった腹部の脂肪量が、その人の運命を左右することがわかりました。脂肪組織は単なる過剰なカロリーの貯蔵場所ではなく、その脂肪細胞からは悪玉と善玉のホルモン様物質が出ているということです。

悪玉ホルモンは肥ると増加し生活習慣病を悪化させ、善玉はやせると増加し生活習慣病を予防・改善します。とくに、皮下脂肪よりも内臓脂肪のほうが悪性度が高いので、ウエストの太さが重要な指標となります。明らかに肥っている人はもちろんですが、隠れ肥満といって、仮に体重が標準内で手足、顔などがほっそりしていても、ウエストが太ければ生活習慣病は着々と進行していくのです。したがって、メタボ対策はウエストを基準以内にすることがおもな目標となります。

さいわい内臓脂肪は「つきやすいが落ちやすくもある」という特徴がありますから、本書で提唱する低カロリーで微量栄養素が豊富な玄米植物食《しょくぶつ》（玄米、雑穀などを未精白で用い、野菜、果物、海藻、豆類、ゴマなどを中心に、よく噛んで食べる）をベースにし、必要に応じて軽い運動やソフト断食（入門者向けのゆるやかな断食）なども組み合わせます。そして、理想体重までマイナスカロリーを維持していきますと、健康的に体重が減り、同時に血液検査などの各種データが顕著に改善します。

病気の上位をガン、心臓疾患、脳血管疾患が占めていますが、これらは肥満やメタボリックシンドロームになるようなライフスタイルが原因で、なかでも食べすぎと運動不足が二大要因です。食事は質がわるいくせにカロリーだけは過多で、しかも微量で大切な栄養素が不足した内容の、現代型栄養失調が問題なのです。ちなみに、肥満の先進国だったアメリカでは、喫煙率の低下や治療法の進歩などと並行して、国策として官民上げて野菜と果物を増やすことを「一日五皿運動」と名付け食事指導した結果、二〇〇三年からガンが減り始めています。生活習慣病は自分で治せるし予防も可能であることを示しているのです。

著者もまた、二七年の臨床経験から、上述した玄米植物食とソフト断食、場合によって少しの運動を加えることで理想体重まで減量して、種々の生活習慣病を見事に改善した症例をたくさんもっています。これらの経験をもとに、イラストや図解も使って、わかりやすく解説するように心がけました。

人は「今までは大丈夫だった」という過去の経験で判断するといわれます。つまり、倒れるまでは皆大丈夫なのです。しかし、それに安住して大病につかまり、こんなはずではなかったと無念の人生を送った人が大勢います。「生活習慣病は自己責任病である」という自覚のもと、安全、着実に肥満を解消し「健康で呆けず寝込まず生涯現役」で過ごしたいものです。本書がその一助となればさいわいです。

二〇〇八年二月

著者

もくじ

もくじ

PART 3　入門—日常生活で実践できる断食・玄米植物食・運動

イラスト／野田晋作

PART 1

なぜ動物のなかで人だけが肥るのか

――メタボリックシンドロームの増加とその背景

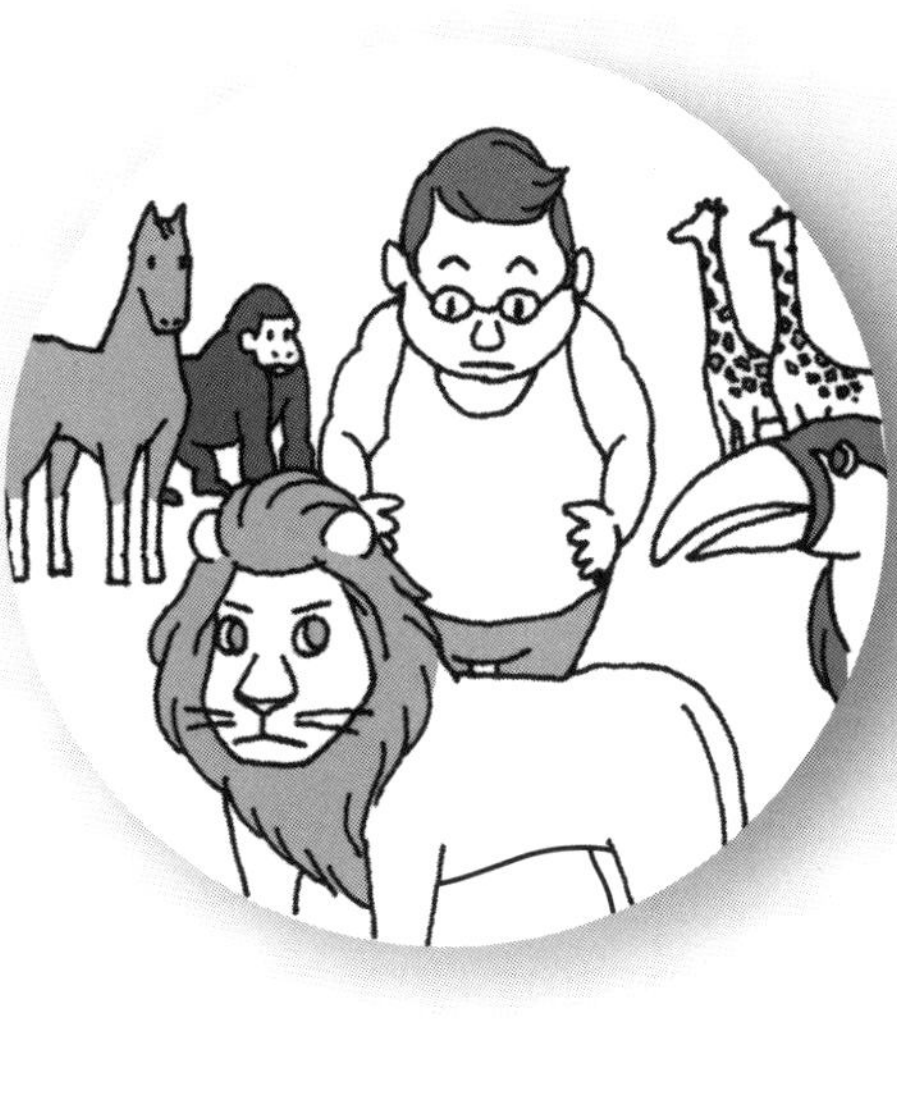

1　人類史上はじめて遭遇した大量の肥満人口

1　世界的に増え続ける肥満

(1) いまや三人に一人が肥満および肥満予備群

ある統計では、肥満大国アメリカでは、BMI（33ページ参照）が二五以上の人が人口の六一％、三〇以上の人が二七％となっています。この肥満にかかわる損害は一七〇兆円にものぼるということです。

肥満の割合が比較的低いとされてきたヨーロッパ諸国でも、肥満は増加しています。OECD（経済協力開発機構）の調査によれば、EU（欧州連合）全体では四五％以上の人に肥満の傾向がみられます。また、WHO（世界保健機構）の調査によれば、中国における肥満者は六〇〇〇万人以上にもなるそうです。

WHOによると、六〇億人の世界人口のうち、一六億人が過体重で、四億人以上が肥満だそうです。つまり、肥満および肥満予備群は三人に一人の割合になります。そして、二〇一五年までに二三億人が過体重になり、七億人以上が肥満になると予測しています。このような肥満の増加に対してWHOは、「今や、肥満は最もありふれているが、最も放置されやすい世界的な健康問題だ」と、近い将来、世界中で健康や医療への重大な脅威になることを警告しています。

(2) 子どもの肥満も急増

子どもの肥満も世界的に増えています。WHOによると、世界の五歳以下の子どものうち、二二〇〇万人以上が肥りすぎだそうです。EUでは、十二歳以下で肥りすぎの子どもは一四〇〇万人にものぼり、毎年五〇万人ずつ増えているといいます。また、アメリカ連邦政府の調査によると、アメリカでは六〜十九歳の未成年者の間で、一九八〇〜二〇〇二年の二二年間に肥満の割合が三倍に拡大しました。

途上国でも子どもの肥満は急増しています。たとえば、WHOの調査によると、タイでは五〜十二歳の子どもの肥満傾向は二年間で一二・二%から一五・六%に上昇しました。砂糖や脂肪が多い食事や運動不足など、欧米諸国で定着した生活習慣が途上国でも増えたのが原因と考えられています。

2　いまや日本も肥満大国——生活習慣病の予備群、メタボの登場

平成十六(二〇〇四)年の厚生労働省の調査によれば、図1-1にみられるように、BMIが二五以上の肥満者の割合は、男性では一九八四年（二〇年前)、一九九四年（一〇年前）に比べて増加しており、三十〜六十歳代の男性の約三割が肥満です。女性では、低体重者が増加する傾向があり、肥満者の割合は二十〜五十歳代で減少していますが、六十歳代の約三割が肥満です。

また、同じ調査によると、メタボリックシンドローム（代謝症候群、内臓脂肪症候

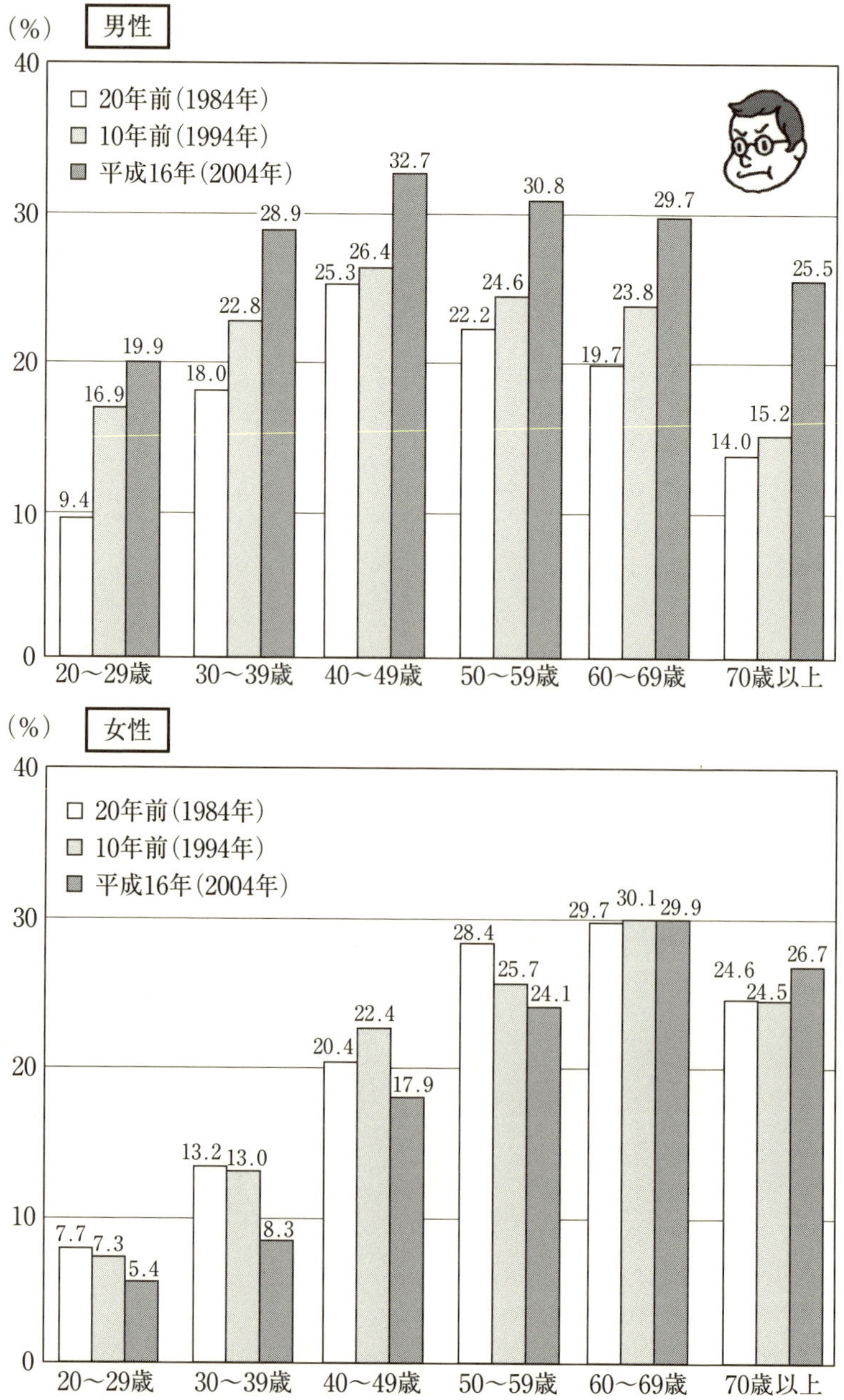

図 1-1　BMI 25 以上の肥満者の割合（20 歳以上）

（厚生労働省：平成 16 年国民健康・栄養調査結果より）

群）が強く疑われる者または予備群は、男性では三十歳代で約二〇％から四十歳代で四〇％以上、女性では三十歳代の約三％から四十歳代で一〇％以上であり、四十〜七十四歳では男性五一・七％、女性一九・六％と非常に多くなっています。

この調査結果から、日本はすでに肥満大国になっているといえるでしょう。このまいくと、日本も肥満による医療費で財政が破綻しかねません。仮に標準体重が六〇キロから七八キロと三〇％増えると、生活習慣病の発症率は一〇倍に、死の四重奏（肥満、脂質異常、高血圧、高血糖）がある場合は、心筋梗塞、脳卒中で死亡する率は一〇倍になるそうです。そこで、わが国ではメタボリックシンドロームという定義を新たにつくって、病気をして大事にいたる前に対処しようと、官、民あげてメタボ、メタボといい出すようになりました。

2　肥満の増加は食生活の変化が要因

1　肥満大国アメリカは、ファーストフードの先進国

ファーストフードは、いまや世界中に普及しています。肥満大国アメリカは、その先進国です。ファーストフードは砂糖が多く高脂肪、高タンパク、高カロリーです。そして、微量栄養素のビタミン、ミネラル、食物繊維、ファイトケミカル（注）（植物性生

（注）多くは果物や野菜の色素や辛味成分。たとえば、トウモロコシの黄色はルテイン、トマトの赤はリコピン、ニンジンのオレンジ色はカロテン、ブルーベリーの青はアントシアニンです。これらは抗酸化剤として作用し、がんの危険性を減少させるといわれています。

理活性物質）、糖鎖《とうさ》（注）などが少ないため、肥満と生活習慣病がどんどん発生しています。

2　経済が発展すると肥満が蔓延する

(1) 植物性食品からジャンクフードへ

洋の東西を問わず、国の経済が発展すると決まってその国民は肥満になっていきます。また、これまでは肥満は所得の多い先進国で多いとされていましたが、今日では所得の少ない途上国でも劇的に増えています。こうなると肥満は人類の宿命かとも思うのですが、そういう環境でも肥らない人はいますから、しかたがないとはいっていられません。

共通してみられるのは、食事や生活習慣が欧米諸国のものに変化し、脂肪と糖質を摂りすぎていて、ビタミンやミネラル、ファイトケミカルなどの微量栄養素が足りていないことや、乗用車の普及などで運動する頻度が減っていることです。

高度経済成長以前の日本人は、現金がないし、農業従事者が多かったので、穀物や野菜など身近な植物性食品を自給自足していました。高度経済成長以後、豊かになり現金をもつようになった日本人は、肉、魚、砂糖、油脂、お菓子、ジュースなどのジャンクフード（図1－2）を買って食べるようになり、肥満になる人が増えてきました。これらの食品には砂糖や油脂、添加物が多く使われています。

(2) 砂糖や油脂、添加物の害

なかでも砂糖には、27ページで詳述するように明らかに中毒性があります。今、世

（注）糖質には二〇〇種の単糖類があり、そのうちの八種類がいろいろに組み合わさって細胞膜の表面に鎖のような突起をつくり、細胞どうしをつなげています。この突起を糖鎖といいます。糖鎖は細胞をつなげて情報交換をスムーズに行ない、細胞が元気で正常にはたらいて自然治癒力や免疫力を発揮できるようにする大切なはたらきをしています。

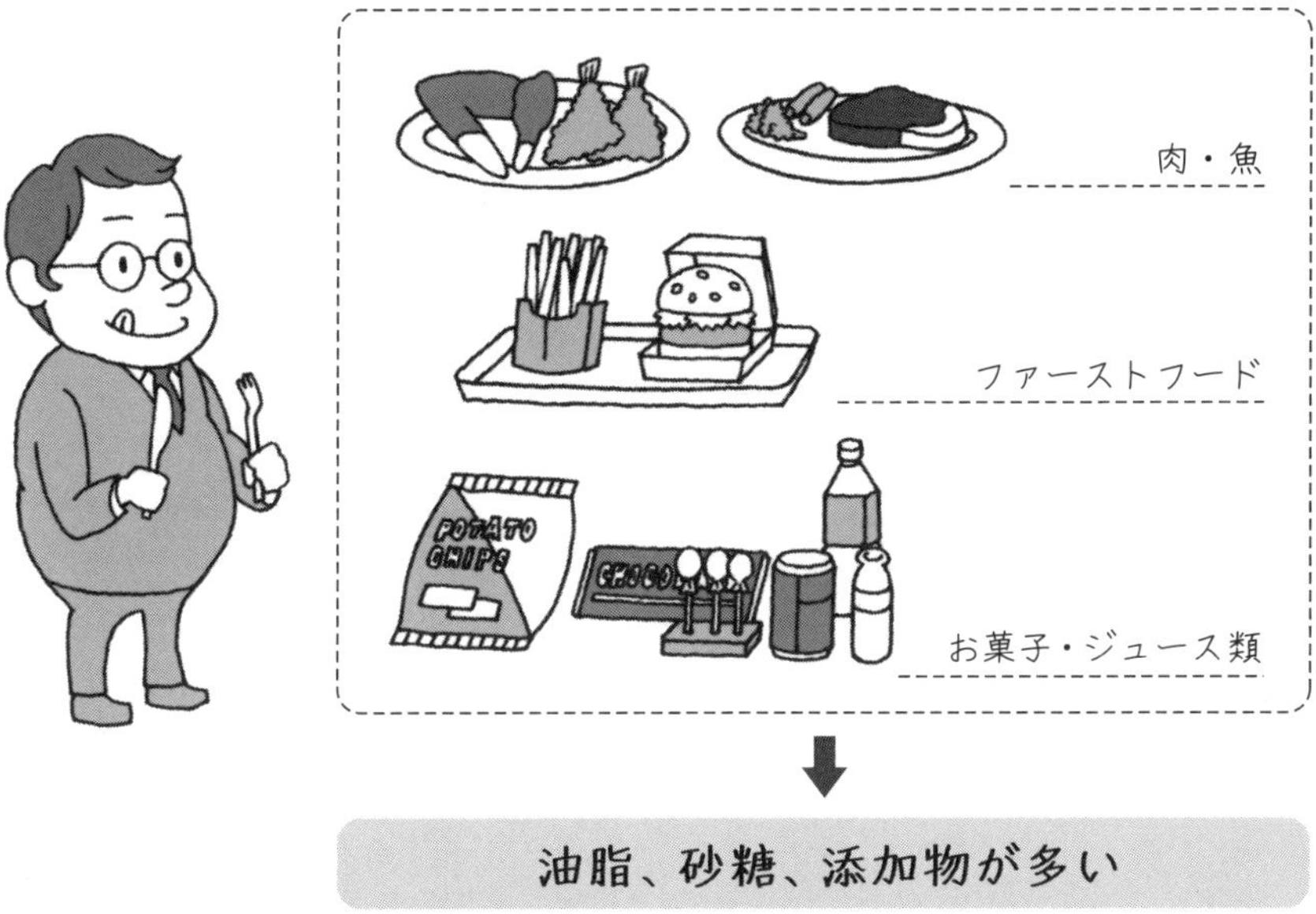

図1-2　肥満の敵，ジャンクフード

界中で砂糖に代わる害のない甘味料が研究されていますが、まだ見つかりません。砂糖は他の甘味料のどれよりもおいしく感じるので、肥ることを承知でやめられないのです。

　次に油脂（油は液体、脂は固体）です。油脂にも砂糖と同様、中毒性があります。もし肉に脂分がなかったら、ぱさぱさして少しもおいしくないでしょう。だから和牛の霜降り肉がもてはやされ、高いものでは卸値で一頭数千万円、末端価格は億単位となり、最終的にはステーキ一人前二〇万円にもなるのだそうです。驚く前に呆れてしまいます。

　また、野菜や魚、肉などを油で炒めたりフライにしたりすると、おいしく感じるので、高カロリーを承知で食べてしまうのです。

　さらに添加物です。今、地上に近代文明以前には存在しなかった人工の化学物質が二〇万種類あるといわれています。その一部が、添加物や環境ホルモンとして私たちの体内にはいり、代謝を狂わせ活性酸素をつくって、ホルモン異常やガンをはじめとした病気を引き起こす要因になっています。元はなかった物質なので人類は適応できていないのです。日本では商業ベースでものが考えられ、添加物に対する国の基準が先進国中で最もゆるくなっているので将来どうなるか心配です。添加物は食品を加工するほど増加するので、なるべく自然に近い素材を買ってきて自分で調理するようにしましょう。

3　伝わらない伝統的食育――精神力の弱体化が過食を生む

(1) 食に対する精神力に大きく影響する教育

人はいつ何をどれだけ食べるかは、自分の意志で決めています。食欲がわき起こってくる要因には、体内からの生理的欲求と精神的欲求があります。生理的欲求は、血糖値が下がる、満腹中枢が鈍感になる、胃拡張のためなかなか満腹感が出ない、ある種の栄養素の欠乏によって食欲中枢が亢進される、などの肉体的要因に左右されます。

精神的欲求は心のあり方に左右され、かなり個人差があります。したがって、家庭や学校で正しく食を選択する力と、ストレスに耐える力を身につけさせることが大切です。そうした教育＝食育を受けた人は、生涯にわたって大きな食の乱れは少ないでしょう。逆に、親に自信と信念がなく、自分の意のまま、社会の流れのままに育った人は、生活力もなく料理も全くできず、おやつとご飯の区別もなく、栄養のことなど全く無視してただ口当たりがよくて満腹すればよい、という人になってしまいます。

(2) 伝わらない伝統的食育

敗戦後の日本民族が自信を失った教育のなかで、伝統的な食育は伝わらず、国民はこぞって、パンと牛乳、肉、脂肪、砂糖、お菓子、ケーキ類、炭酸飲料など、アメリカの食文化とファーストフードへと突き進んだのです。その先頭を切ったのが戦後占領を受けていた沖縄で、現在、男性の若い年代で肥満と死亡率が急上昇しています。それを「沖縄クライシス」(注)とよんでいます。

こうした「沖縄クライシス」は、一〇年以内に全国に起こると予想されます。今こそ私たちはこの食に関する教育を改める必要があります。昔は子どもが育つ過程で自然に身につけていた生活の知恵や食文化などが、今の日本では伝統として伝わらない時代なのです。

(注)長寿地域として知られる沖縄ですが、男性の平均寿命が二〇〇〇年に全国二六位となり、「沖縄クライシス」とよばれ話題となりました。沖縄の男性のおもな年齢の平均余命は、六十五歳以上では全国一位ですが、四十歳では九位、二十歳ではベスト一〇にもはいっていません。若い世代ほど食習慣がアメリカ型になっている背景があり、短命化の傾向にあります。

3　地球上で人類だけが肥満になる七つの理由

人間（人間の影響を大きく受けるペットや家畜も含む）だけが肥満になるのには、次の七つの理由が考えられます。

1　大脳が発達して本能の判断を狂わすようになった
――人類が飢餓に強く飽食に弱い生理的理由

(1)　飢餓に対する生理的備えは幾重にも用意されているが……

人類は昔から、王侯貴族などの支配階級を除いて、飢えで死ぬことはあっても飽食で死ぬことはありませんでした。動物もしかりです。しかも日本では、わずか数十年前までは飢えとの闘いの連続でした。今でも、世界の貧しい国々では子どもを中心に一日約三万人が餓死しているといわれています。

そのために、人間には飢餓に対する備えは生理的に幾重にも用意されています。飢餓のときは体にたくわえてある脂肪を分解してブドウ糖に変えるルートが、確認されているだけで五種類もあります。すなわち、アドレナリン、甲状腺ホルモン、副腎皮質ホルモン、成長ホルモン、すい臓のランゲルハンス島のアルファ細胞から出るグルカゴンです。人間が食料不足で絶食しても、たくわえた脂肪を分解しながら平均数十日、ときには一〇〇日から一年以上生きたという報告もあります。

飢餓時に血糖を上げる機能はこんなにたくさんあるのに、飽食時に血糖を下げる機能はたった一つ、すい臓のベータ細胞から出るインスリンのみです。このことは、生物は飢餓には強いが飽食にはきわめて弱く、肥満すれば病気が出やすいことを物語っています。糖尿病はまさに飽食の結果、インスリンのみを長期間使いすぎて発生する病気なのです。

(2) 本能で調節されている動物は余分に食べない

一方で、自然界の動物は、いくら豊富に餌があっても決して余分に食べることはありません。それは、自然界の動物の食欲は間違いのない本能で調節されているからです。余分に食べて肥れば、生命維持にとって不都合が起きることを本能は知っているのです。つまり、食べすぎる害より、飢える害のほうが生命維持にとって有利と判断しているのです。そして、飢えることはたびたびあっても、餌が豊富にあるときにもったいないから今のうちに食べておこう、などといった計らいはいっさいありません。すべての動物は、飢えに対応する機能は備えているものの、飽食に対応する機能はもち合わせていません。

2　食物を調理する技術をもった
――文明食は消化吸収が速く、栄養不足だから食べすぎる

人類は大脳をフル稼働させて、動物には不可能だった食料を加工する文化をつくり上げてきました。飢饉のときなどには、そのままでは食べられないものや、かたすぎるものなどは、煮たり焼いたりして食べやすくしたり、毒を含んだものはさらすなどして食べられるようにしたり、調味料を工夫しておいしく食べられるようにしたりしてきました。

終戦後、食品加工技術は急速に進みました。加工食品は食料を精製加工してやわらかく、食べやすくなりました。また、口当たりがよく消化も楽だから、つい食べすぎてしまいます。加えて油や砂糖をたくさん使うようになり、おのずと高カロリーになりました。

このような文明食は精製加工されている分だけ消化吸収が速く、含まれる栄養素が破壊、流出してしまいます。さらにそこへ、味を調えるために添加物がたくさん加わりますから、ますますガラクタ食品になります。うまいと感じ、消化吸収が速く、栄

養が不足するから、いつまでも満腹感をおぼえず食べすぎてしまい肥るのです。

3　文明の利器により体を使わなくても暮らせるようになった
――消費カロリーより摂取カロリーが大きいから肥る

(1)　軽労働が中心の今の時代には胃が大きすぎる

近年、日本人の食生活は植物性食品の摂取が減り、肉類、脂肪類、精製デンプン、砂糖など、コンパクトで高カロリーな食品を多く摂るようになりました。また、それらをご馳走として好むようになりました。しかし、胃袋の大きさは短期間にはあまり変化せず、昔のすべて人力で活動していた時代のままです。にもかかわらず、近年は軽労働が中心になり、食事は高カロリーです。今の時代には胃が大きすぎるのです。したがって、消費カロリーより摂取カロリーが大きくなり、肥満となります（図1－3）。

機械文明以前までは、カロリーの摂取量は肉体労働による消費量と調和がとれていて、肥満は特権階級以外にはほとんどみられませんでした。ちなみに、二〇〇〇年前から王侯貴族には肥満、糖尿病や痛風などの生活習慣病がありました。当時はインスリンがなかったので、糖尿病にかかると平均四年くらいしか生きられなかったようです。それが近代文明以降、一般の人でもカロリー摂取量が消費量を上回るようになり、肥満の人が増えてきました。

肥満は人と比べてたくさん食べるからなるのではなく、あくまでも自分の消費カロ

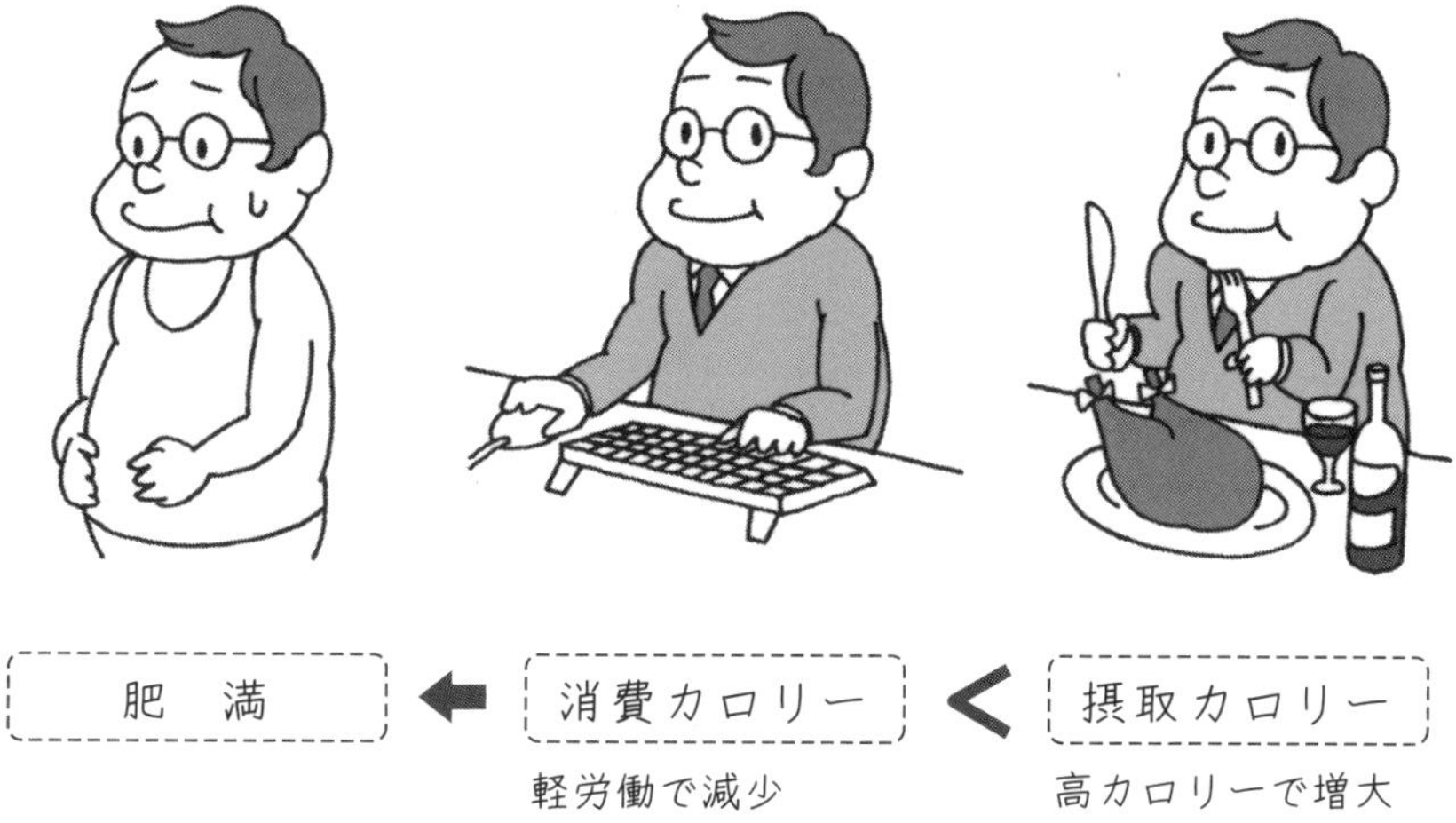

図1-3　大きすぎる胃袋

リーに比べて摂取カロリーとその吸収能力が大きいからなるのです。つまり、

「摂取カロリー」－「消費カロリー」＝肥満量

となります。そして、その差が大きいほど、肥るスピードも速いわけです。

(2) 筋肉量が減ると消費カロリーが減る

消費カロリーは、ライフスタイルにより大きな差があります。文明により労働形態が全体に軽作業化しています。たとえば、ベルトコンベアー作業を一日八時間やったときの消費カロリーは、二〇～三〇分歩いたときの消費カロリー程度ですから、私はこれを「基礎代謝量に毛が生えた程度」と表現しています。逆にスポーツの世界などは、競争激化で練習は過酷になり、試合数も増えて、消費カロリーはますます増えています。

事務作業のほとんどはパソコンになり、消費カロリーが低下して肥満もさることながら筋力の急速な退化を招き、肩こりや腰痛、首や腰の椎間板ヘルニアなどが増えています。筋肉量が減ると基礎代謝量も減り、

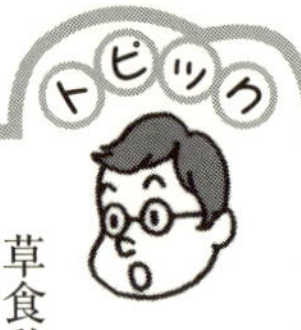

食性と胃袋の大きさ

草食動物のゾウ、シマウマ、サイ、カバ、キリン、チンパンジー、ゴリラ、ヒツジ、ウシなどは、餌の体積当たりのカロリーが低いので、たくさん食べないと足りないから胃袋が巨大です。そのため草食動物は腹が大きい体型をしています。ちなみに、牛の胃袋はドラム缶一本分（二〇〇リットル）といわれています。胴体の体積の大部分を胃が占めていることになります。しかし、彼らは決して肥満体ではないのです。自然界の動物に肥満体はいません。

肉食動物のチーターやライオンなどは、餌がおもに肉と脂肪が中心ですから体積当たりのカロリーが高いので、胃は小さくてすみ、腹部はえぐれるようにへこんでいます。

チンパンジー、ゴリラ、オランウータンなどの類人猿は食のほとんどが植物食ですから、かさばって腹が大きいわけです。

人間は五〇〇万年前に分かれたチンパンジーやゴリラと遺伝子が九五％以上同じでいわば親戚ですが、人間は後にデンプンを食べ始めたので、腹は彼らよりコンパクトになって、肉食動物と草食動物の中間に位置します。

結果として消費カロリーが減るので、ますます肥りやすくなります。これは中高年の肥満の大きな原因です。

（3）肥満を増長させる文明の利器

人類の歴史には、ひたすら楽を追求する流れがあります。人間は大脳が発達したため、いかに効率よく楽に暮らすかという観点で発明、工夫がなされてきました。それも手動の機械まではまだよかったのですが、蒸気機関の発明以後、動力を使うようになって急速に生産性も上がり、同時に人力は極端に必要なくなり、現在では体がかつて経験したことがないほど急速に退化し、肥満を増長させています。

事務員は全員パソコンにへばりつき、現場の作業員はわずかな重量物以外は機械を操作して作業を行なうようになりました。土木作業でさえ、作業員がスコップで穴を掘る場面など全く見られなくなり、ショベルカーやブルドーザーが活躍しています。農作業は田植機やコンバイン、トラクターなどに人間が乗車して行なうものになり、手作業はほとんど一掃されました。かつては重労働で引き締まった体をしていた土木作業や農業の人たちも、今は肥っている人がたくさんいます。

通勤は自宅の玄関から職場まで車で行くので、ほとんど歩かなくなりました。この傾向は、とくに田舎のほうで顕著です。電車通勤にしても、都会ではとくに路線が網目状に発達しているので、目的地のすぐそばまで乗り継いで行けます。しかも、目的地へ行くのに無意識のうちに最短ルートを選んでいます。そうやって日々少しずつ肥っていくのです。

4　ストレス耐性が低下した
──ストレス性の食欲亢進（食事中毒）を生む

(1) ストレスで増加した血糖が使われず脂肪となる

動物はストレスを受けると、副腎髄質からカテコールアミン（アドレナリン、ノルアドレナリン）が分泌されて血糖が増加し、ストレスに対応しようとします。人間以外の動物の場合は、その血糖をエネルギーにかえて、ストレスを回避するために闘うか逃げるかという行動を起こしますが、人間は理性で抑えて闘いを回避し、たいていは我慢してしまいます。そこで、闘いのために準備された過剰な血糖は消費するチャンスを失い、脂肪となって組織へ付着して害をなすようになるのです。

（2）食べることで精神の安定を保つ

また、現代人の精神力（自己コントロール力）は、子どものときから鍛えあげられるチャンスが少ないため、軟弱で発達も遅いからストレスに弱く、食べることで精神の安定を保っていると思われます。なぜなら、おいしいものや好きなものを食べているときは、大脳が快感を覚え、心地よいからです。また、ものを食べると消化とリラクゼイションを司る副交感神経が優勢になり、自動的にリラックス状態が得られるようになっています。酒、タバコ、薬物なども同じです。

食べている時間帯は癒されている時間なのです。だから、イライラしたときなどは無意識にそれを繰り返し、たくさん食べて肥るのです。その原動力はストレス性の食欲亢進です。したがって、肥満は食べることで心が落ち着く「食事中毒」とよんでもよいかと思います。

（3）ストレス解消のために過食に走る

現代はストレスが増加したというよりも、人々のストレス耐性（不満耐性）の低下のほうが大きいように思われます。乳幼児期から我慢することを訓練しないまま成長すると、我慢やストレスによって発達するはずの大脳の辺縁系皮質が未発達のまま大人になってしまいます。同時に、親や祖父母が過剰に甘やかし、子どもの言いなりになってしまうと、権勢症候群（注）になってしまい、自己中心的、非社会的人間ができあがっ

（注）ペットが甘やかされると自分がこの家ではいちばん偉いと思い込み、主人に噛みついたり命令を聞かなくなる現象。

てしまうのです。その最たる人間が犯罪者となるのです。

明治・大正時代生まれの人なら平気でやり過ごしてしまう事柄でも、自己中心的な人にとっては一大事で、ストレスを自分の頭の中で何倍にもふくらませてしまうのです。そして、そのストレスをコントロールできないイライラを、人に向ければいじめや虐待となり、自己に向ければ酒、タバコや過食、ときには薬物依存など、いずれも健康を害する方向へいってしまうのです。

つまり、精神の安定を図れない人はストレス解消の一方法として食に走り、繰り返すうちに胃拡張になったり、満腹中枢が鈍感になって満腹の信号を受けつけなかったりして、食べ続けて肥満が発生します。タバコを吸っていた人が禁煙すると急に肥りだすのは、ストレス解消の手段がタバコから食物に変わっただけなのです。したがって、究極のところ肥満やタバコ、酒、麻薬などは精神の弱体化の問題なのです。

5　砂糖をたくさん食べるようになった
——高カロリーで中毒性をもつ砂糖

(1) 砂糖がはいったものはジャンクフードの一種

広い意味での添加物（調味料）で最大なものは砂糖です。砂糖の甘味は明らかに中毒性をもっています。たとえば、幼い子どもにチョコレートやケーキを一度食べさせると、たちまち虜《とりこ》になってしまいます。もうその子は、菓子類やジュース類を際限もなく好むようになるのです。砂糖がはいった食品はジャンクフード（ガラクタ食品）

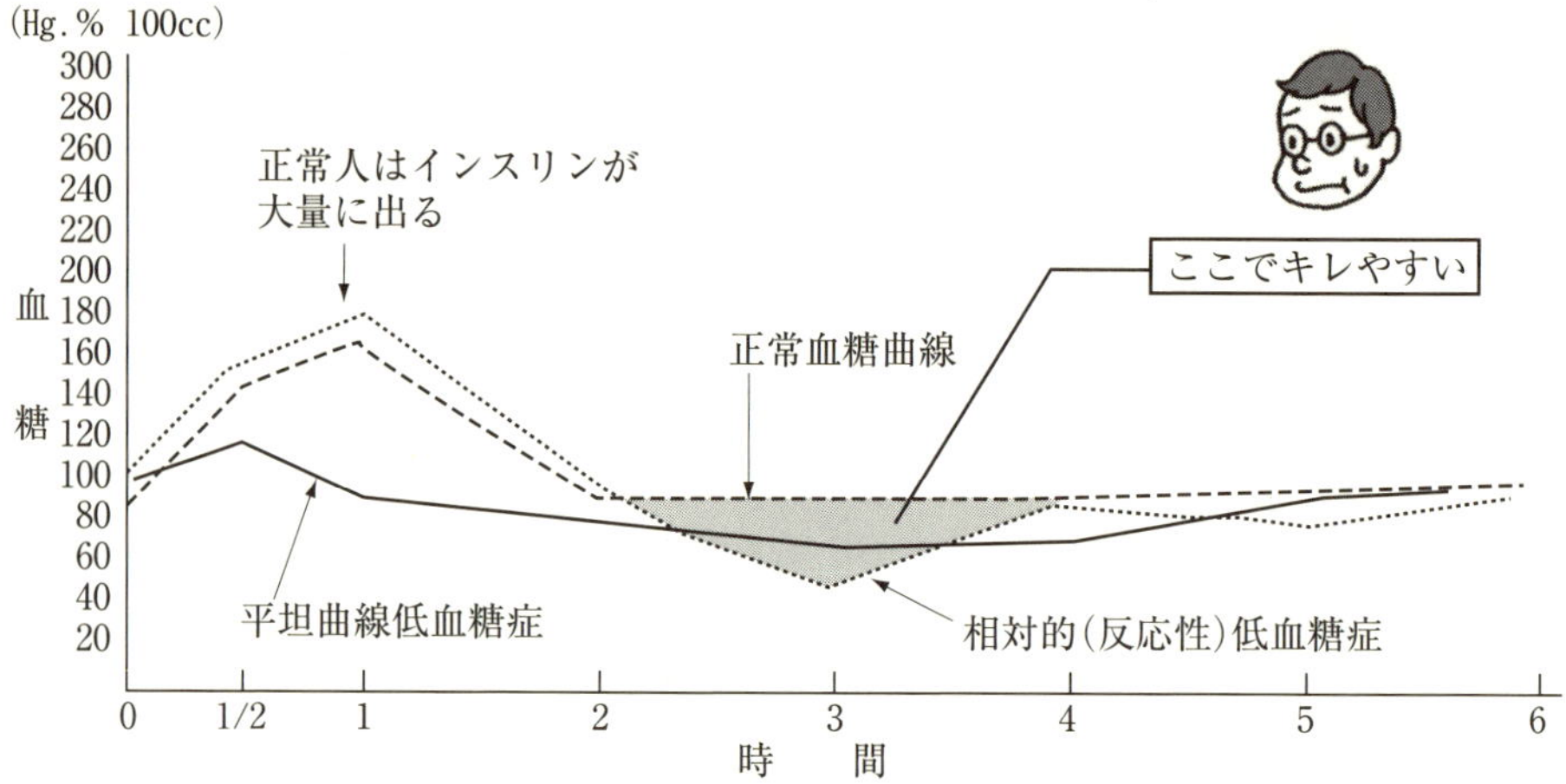

図 1-4　砂糖中毒と低血糖のメカニズム

（A・G・シャウス著，大沢博訳『栄養と犯罪行動』ブレーン出版）

の一種で、エンプティカロリー（空っぽのカロリー）ともよばれ、世界的に警戒されています。

しかし、残念ながら一般にはジャンクフードの魅力のほうが強いようで、若者を中心にますます食生活は悪化し、肥満が増えています。チョコレートやケーキ、菓子類、炭酸飲料などに砂糖がはいっていなければ、決して食べたがらないでしょう。それをどんどん食べさせてしまうほど、砂糖の力は大きいのです。

(2) 砂糖の摂り続けは反応性低血糖症→肥満→生活習慣病

砂糖を大量に摂ると、砂糖の吸収が速いため血糖値が急に跳ね上がるので、健康なすい臓であれば、血糖値を下げようとしてインスリンを大量に出します。その結果、三時間後には血糖値が下がりすぎて低血糖状態になり（図1－4）、震え、冷や汗、空腹感、無力感、心悸亢進、パニックなどさまざまな症状を引き起こします。これを反応性低血糖症といいます。その症状のなかには攻撃性があり、キレて暴力犯罪につながることを、アレキサンダー・シャウスがその著書『栄養と犯罪行動』のなかで書いています。これが砂糖中毒の怖さなのです。

そして、引き続き砂糖を摂り続けていると、やがて肥満し、ついには生活習慣病、とくに糖尿病を引き起こすようになっていきます。それでもなお食生活を改めなければ、さらに恐ろしい合併症（失明や人工透析、脳梗塞や心筋梗塞など）に突入していきます。

砂糖は生活習慣病を引き起こすばかりでなく、アルコール、タバコ、麻薬類と比べても勝るとも劣らないぐらい社会に害をなしていると思われます。そして、その恐ろしさを多くの人が認識していないということがさらに問題なのです。それらの害を防ぐにはそれらについての正しい知識をもつことです。

6　微量栄養素が足りないものを食べるようになった
――微量栄養素の欠乏が引き起こす異常な食欲亢進

本来ならば、空腹を感じてからその食欲に応じて必要な食料を適量食べるわけですが、空腹でもないのに食べてしまい肥満になるのはなぜでしょうか。

近年日本では植物性食品の摂取が減り、文明国の特徴である肉類、脂肪類、精製デンプン、砂糖など、コンパクトで高カロリーだが微量栄養素の欠乏した食品を多く摂るようになりました。また、それらをご馳走として好むようになりました。微量栄養素が欠乏すると、すでに必要なカロリーはオーバーしていても、本能は不足している微量栄養素を求めて食べることを指示しているため、食べても食べても満足しないのです。

自然界の動物は、本能で自分の体に何が欠乏しているかがわかります。人類でも本ものの空腹を感じれば、何をどれだけ食べるかがぴたりとわかるはずです。ゾウは草ばかり食べていると、ときどきミネラルが不足します。その不足しているミネラルが濃厚に含まれている土がどこにあるか知っていて、そこへ群れで移動していき、牙で掘って土を食べます。人工的なものに馴らされている人間は、本来、何をどれだけ食べたらよいのかがわからなくなっているのです。

7　満腹中枢の感受性が低下した

肥満の人は脂肪細胞が増えて、悪玉ホルモンの分泌が増加します。その悪玉ホルモンが脳の満腹中枢の感受性を低下させ、満腹情報を伝えるレプチンというホルモンが伝令として到着しても受け付けないため、どんどん食べてしまうことがわかってきました。食べる量を最終的にコントロールしている主役は、人間の場合大脳ですから、肥満は頭（心）の病気であるともいえます。

したがって、肥満の人は、なぜ食べすぎるのかを頭でよく理解し、栄養素がきちっとそろっていてヒトの食性に適したものを食べていれば、自然に標準体重になり、あとは生涯にわたって肥ることはありません。

４　肥満とメタボリックシンドロームのタイプと基準

１　肥満の三つのタイプ

(1) 皮下脂肪型肥満（下半身型、または洋なし型肥満、図１－５ｂ）

女性特有の生理的肥満で、おもに筋肉の外側と皮膚の間に脂肪がついたものです。腰から大腿部にかけて皮下脂肪がつくタイプで、肥っている割には生活習慣病の発症率は六〇％台とその割に少なめですが、内臓脂肪も少しはあわせもっていますし、膝の関節炎なども起こしますので、やせるにこしたことはありません。

(2) 内臓脂肪型肥満（上半身型、またはりんご型肥満、図１－５ｃ）

男性や更年期以後の女性に多く、腹部を中心に上半身が肥った、ビア樽のような体型です。これは内臓や腸間膜の周辺に脂肪がつくタイプで、生活習慣病発症の確率が九〇％台と高くなります。このタイプをメタボリックシンドロームといいます。

最近このタイプが増えていて、食べすぎと運動不足が密接に関係しているとされています。さいわい内臓脂肪はつきやすく落ちやすいという性質がありますので、少し食事を落として軽く運動すれば、大幅な肥満の人でも、わずか数キロ体重を落とすだけで血液検査の数値が劇的に改善するので、決して諦めず、その結果を楽しみに実行

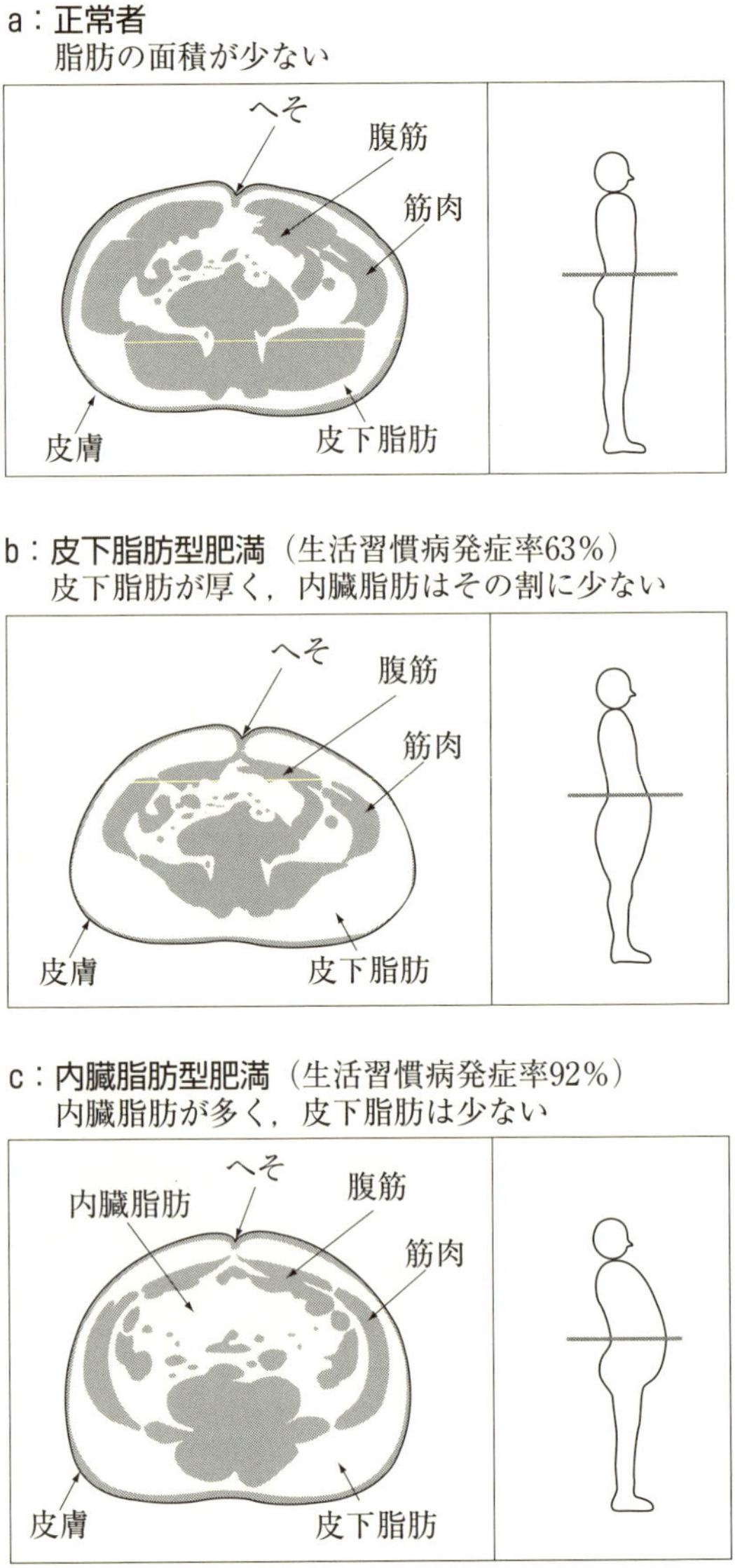

a：正常者
脂肪の面積が少ない

b：皮下脂肪型肥満（生活習慣病発症率63％）
皮下脂肪が厚く，内臓脂肪はその割に少ない

c：内臓脂肪型肥満（生活習慣病発症率92％）
内臓脂肪が多く，皮下脂肪は少ない

図1-5　肥満型と脂肪のつき方
（へその位置での横断面）

してください。

（3）隠れ肥満

隠れ肥満には二つのタイプがあります。

一つは、体重は正常で一見スマートに見えますが、体脂肪率が高い人がいます。こういうタイプは筋肉がきわめて不足していて、日常生活をこなしていく体力がないので、非常に疲れやすくなります。

もう一つは、ウエストだけがぽっこりふくらんでいるタイプです。このタイプは内

①（身長－ 100）×0.9 ＝標準体重
② BMI（Body mass index）＝体重（kg）÷ 身長（m）× 身長（m）＝ 22（理想体重）
③ウエスト（cm）÷ 身長（cm）が 0.5 以上

臓脂肪型肥満と同じく、メタボリックシンドロームや生活習慣病になりやすいので、安心できません。

2　肥満の基準の変遷

肥満の基準は、上記のように変遷してきました。

以前は①を基準としていましたが、少し改善点があり、②の基準ができました。さらに、メタボリックシンドロームという概念ができ、仮に標準体重でも腹が出ていたら生活習慣病が進行することがわかってきました。そこで、③の基準ができたわけです。つまり、内臓脂肪の量で健康度が決まるということです。

なお、ＢＭＩと死亡率の関係を図１－６に示しました。これによると、ＢＭＩ二二・二のときの死亡率が最も低く、それより体重が増えてＢＭＩが高くなるほど死亡率は高くなります。また、体重が落ちてＢＭＩが低くなっても死亡率は高くなります。

3　メタボリックシンドロームは内臓脂肪症候群

（1）目的は生活習慣病の予防

メタボリックシンドローム（以下、略してメタボ）を直訳すれば代謝症候群ですが、日本では内臓脂肪症候群とよんでいます。肥満は、すぐに病気を発生させるとは限りませんが、いずれは高い確率で生活習慣病を発生させます。そこで、肥満を管理し、生活習慣病を予防するためのめやすとして、メタボリックシンドロームという概念が誕

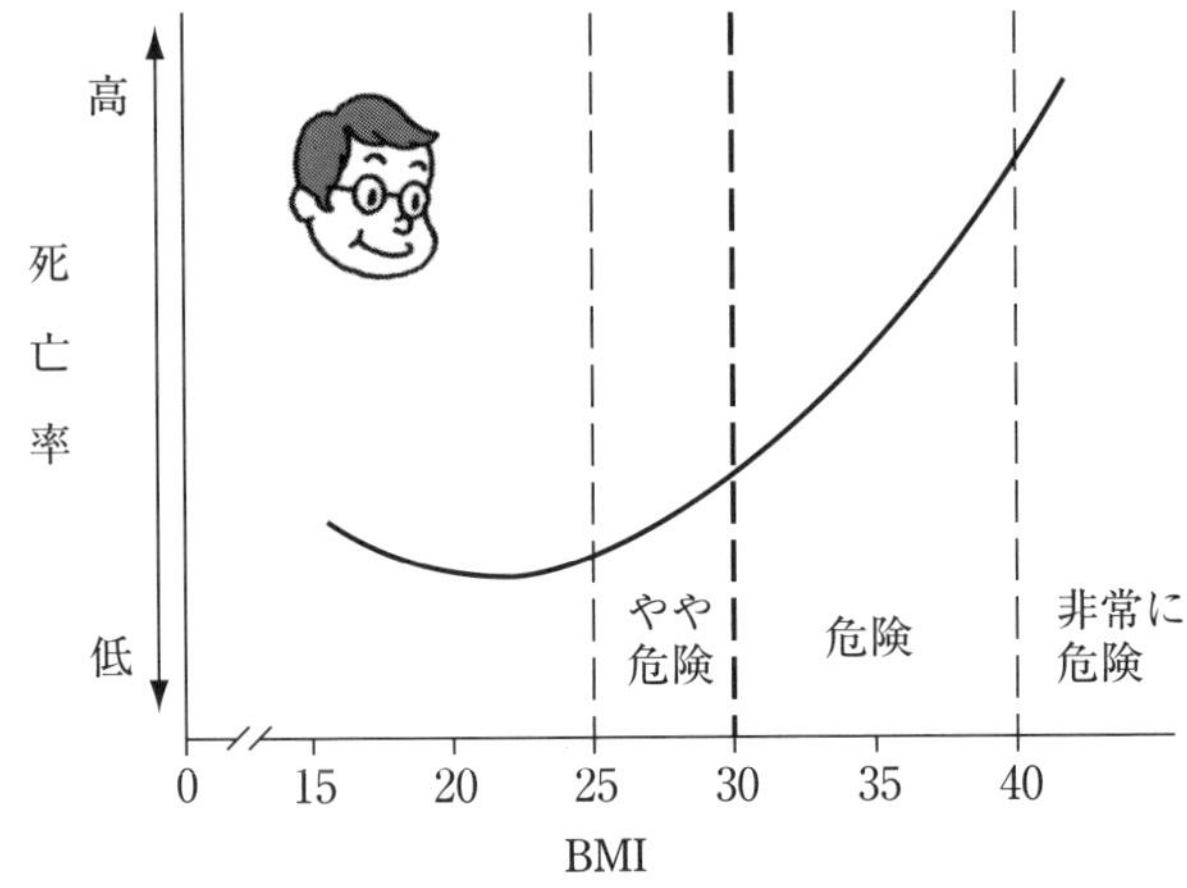

図 1-6　BMI と死亡率の関係（阪本と池田，1992）

死亡率は BMI が 22.2 のとき最も低い

表 1-1　メタボリックシンドロームの基準（日本人）

項　目	成　人	小中学生
①ウエスト	男性 85cm 以上， 女性 90cm 以上	男女とも 80cm 以上か ウエスト ÷ 身長が 0.5 以上
②血糖値	110mg/dl 以上	100mg/dl 以上
③中性脂肪	150mg/dl 以上， HDL40mg/dl 未満	120mg/dl 以上， HDL40mg/dl 未満
④血　圧	130/85mmHg 以上	125/70mmHg 以上

生しました。これは、日本内科学会をはじめ八学会から二〇〇五年に発表されましたが、またたく間に国民に広がりました。つまり、メタボの概念は、健康管理の意識を高め、生活習慣病の予防運動を全国展開するのが目的で生まれたのです。

（2）メタボの基準

メタボの基準は、日本人の場合、表1－1のように定められています。この表のうち、ウエストのオーバーに加え、②③④のうち二項目以上が当てはまれば、メタボリックシンドロームと診断されます。一つひとつは大した数値ではありませんが、いくつかあわさると、生活習慣病が発症しやすいという特徴が

$$\frac{\text{リラックス時のウエスト}-\text{最大にへこませたウエスト}}{\text{リラックス時のウエスト}}\times 100$$

あります。

ウエストの基準では、次のような理由で男女差があります。メタボは腹部ＣＴスキャンの断面積で、内臓脂肪の面積が一〇〇平方センチ以上という基準がありますが、女性は皮下脂肪が生理的に多いので九〇センチ、男性は八五センチのときに、どちらも一〇〇平方センチになるからです。

小中学生の基準ができたことは、残念でまた日本の未来を暗示させますが、これも表1－1に載せておきます。

(3) 内臓脂肪のつき具合によるメタボの基準（図1－7）

メタボの基準はウエストの太さが指標ですので、一部の学者から内臓脂肪のつき具合による新しい基準が提案されました。内臓脂肪のつき具合のチェックのしかたとメタボの基準には、次の三つがあります。

①ウエスト（cm）÷身長（cm）が〇・五以上はメタボ

②空腹時のへこみ率が男性一〇％以下、女性八％以下はメタボ

空腹時に仰向けに寝てウエストをへこませたとき、内臓脂肪の多い人は、あまりお腹がへこみません。へこみ率は上記の計算式で求めます。

③皮膚をつまんでも、その割には厚くないとメタボの疑い

内臓脂肪の多い人は皮下脂肪が薄いので、皮膚をつまんでも、腹がポッコリと出ている割には厚くありません。

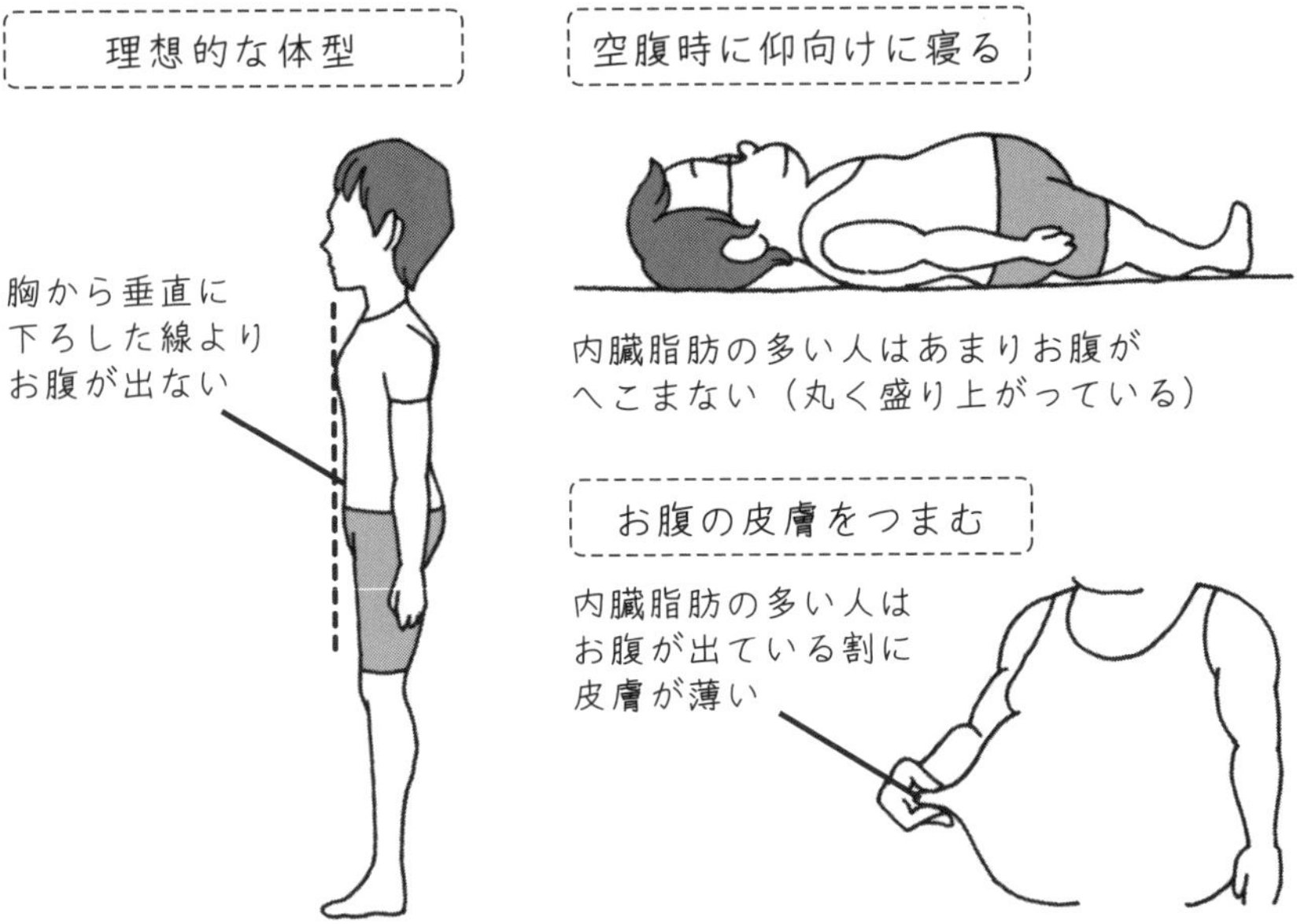
理想的な体型
胸から垂直に
下ろした線より
お腹が出ない
空腹時に仰向けに寝る
内臓脂肪の多い人はあまりお腹が
へこまない（丸く盛り上がっている）
お腹の皮膚をつまむ
内臓脂肪の多い人は
お腹が出ている割に
皮膚が薄い

図 1-7　内臓脂肪のつき具合によるメタボの基準

（4）理想体型は腹が出ないこと

健康体重のめやすは、統計学的にはBMI二二・二ですが、玄米植物食（61ページ参照）の場合は二一が理想です。なぜなら、微量栄養素が豊富にあるから余分な量はいらないのです。

　このときの体型は、横から見て胸の線から垂直に下ろした線よりお腹が出ないのが理想です（図1－7）。もし、BMIが二一なのに胸の線より腹が出ていたら、腹筋が退化していて横に広がろうとする内臓の圧力を壁になって支えられないのですから、腹筋を鍛えなければいけません。

5　メタボリックシンドロームが生活習慣病になるわけ

1　過剰なカロリーは体の中で害をなすゴミやカスとなる

食べすぎた分は、とりあえず、すぐには問題が起きない脂肪というかたちで、比較的安全な場所へためておこうというのが、身体側の献身的努力といえます。それでもなおかつ食べ続けた場合、身体側は処理し切れず、ブドウ糖が正常範囲を超えて高くなり、赤血球などに過剰にくっついてその機能を失わせます。それが高度になれば意識障害を起こして生命の危険に陥ります。そうなっては大変だから、過剰な分は腎臓から尿中に糖として捨てて体内環境を保とうとしている状態が糖尿病です。

つまり、過食した分がゴミや、カス、オリとなった状態が高血糖や脂質異常症、高尿酸血症、動脈硬化症であり、やがては心筋梗塞や脳梗塞などになると考えればわかりやすいと思います。

身体がけなげに一生懸命努力しているにもかかわらず、肝心のご主人様がこれでもか、これでもかと食べ続けるので、もちこたえられずにメタボになり、それでも改めなければ生活習慣病、さらには寝たきり、障害者、最悪の場合は死ということになるわけです。この運命は、誰かに頼まれたものではなく、自分が自分に頼まれて自ら選

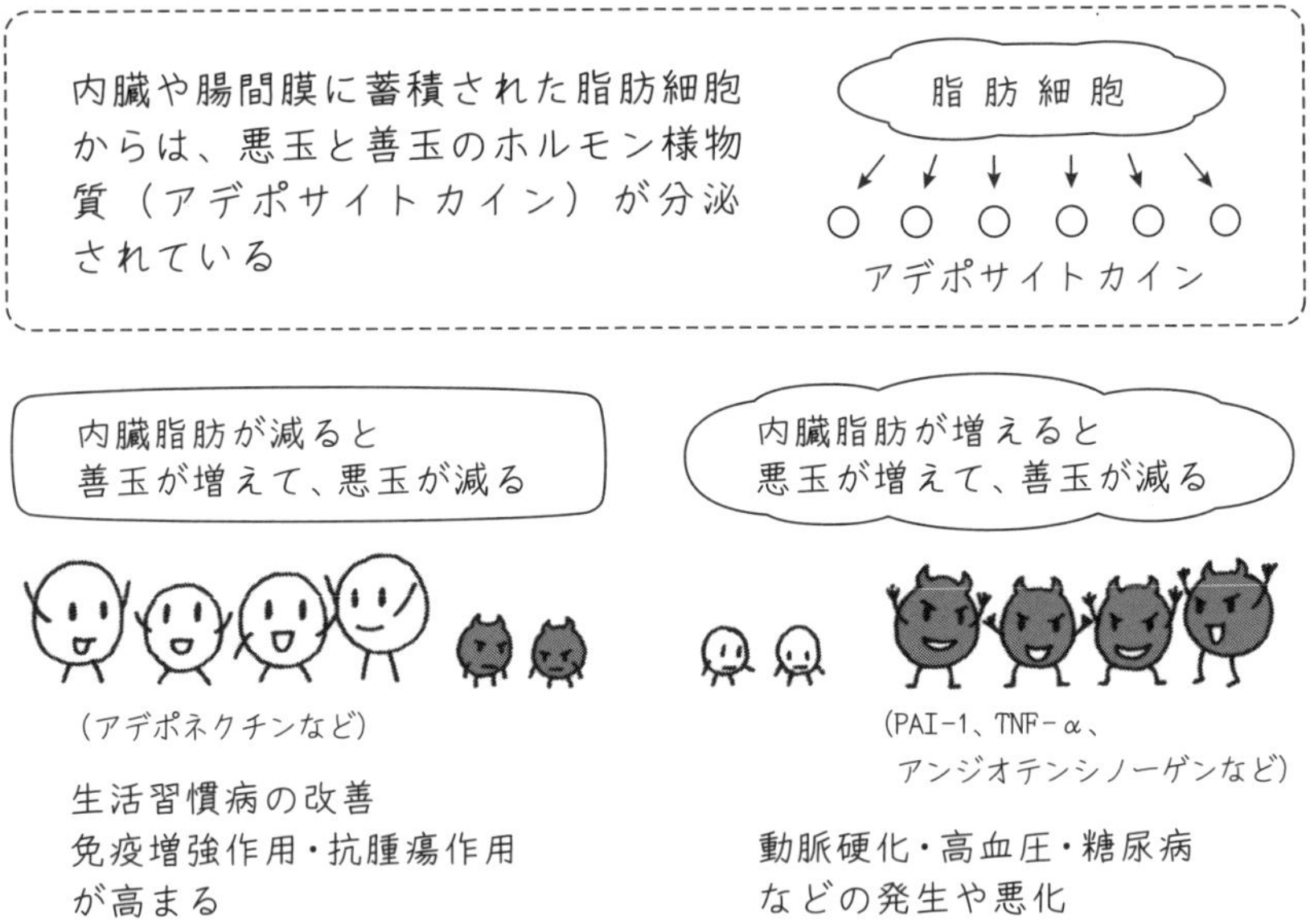

図 1-8　内臓脂肪が増えれば悪玉ホルモンが増えて善玉ホルモンが減る

んだ道なので、自己責任病ともいえます。

2　内臓脂肪が増えれば悪玉ホルモンが増えて善玉ホルモンが減る

近年、肥満学が急速に発達して、内臓や腸間膜に蓄積した脂肪細胞からアデポサイトカインというホルモン様物質が分泌されていることがわかりました。その中にはＰＡＩ−１などの悪玉のホルモンやアデポネクチンなどの善玉のホルモンが十数種類確認され、人類最大のホルモン組織だったことがわかりました（図１−８）。

悪玉の代表的なものはＰＡＩ−１、ＴＮＦ−α、アンジオテンシノーゲンなどで、これらのホルモンのバランスが崩れると動脈硬化や高血圧、糖尿などを引き起こし、悪化させます。

善玉の代表アデポネクチンは、インスリン感受性の増加や動脈硬化を予防したり、免疫増強作用、抗腫瘍作用が確認されています。とくに、胃ガン移植マウスの実験では、アデポネクチンを注射したマウスは腫瘍の九〇％を消失させるという驚異的な結果が、東京大学腫瘍外科の北山丈二講師により発表されています。つまり、内臓脂肪が減少すると増加する善玉のアデポネクチンは、副作用のない強烈な抗ガン剤として作用するわけです。

内臓脂肪が増えてメタボリックシンドロームが進行すると、悪玉ホルモンが増えて、善玉ホルモンが減るということがわかってきました。さらに、肥大した脂肪細胞は悪玉のＰＡＩ－１などを増やし、生活習慣病とガンの発生や進行、転移にまで影響をしていることがわかってきました。

そして、これらのことは私たち臨床家の立場でみても北山講師の実験どおりの結果となっています。たとえば、当院では、玄米植物食やもっと厳しいゲルソン療法（注）、ときには断食などを組み合わせると、体重が減ることと並行して、糖尿、高血圧、脂質異常症、高尿酸血症やガンなどの各検査値や症状も改善していきます。とくに、乳ガンは目で見て触って小さくなっていく過程を確認できますから、治療者、患者ともに非常に励みになります。

（注）ドイツ人医師（後にアメリカへ移住）、マックス・ゲルソンのガン食事療法（ゲルソン療法）は、未精白の穀物や芋類、野菜、とくにニンジンジュース、海藻、果物、豆類が中心で、とてもよく効きます。これらの植物食は低カロリーで微量栄養素が豊富ですから、肥満や心臓病をはじめとする他の生活習慣病の予防と治療にも最適です。

３　過剰な脂肪は各臓器の機能を低下させる毒性をもつ

脂肪細胞が増えて脂肪組織の大きさが正常範囲を超えると、悪玉のホルモンが増え、各臓器や組織にさまざまな毒性を発揮します。

それらの毒は、脳に対しては満腹中枢を鈍感にして過食を促進します。すい臓では、血液中の血糖を上げるグルカゴン、血糖を下げるインスリンといったホルモンを分泌

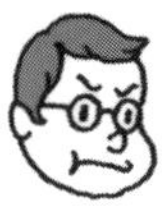

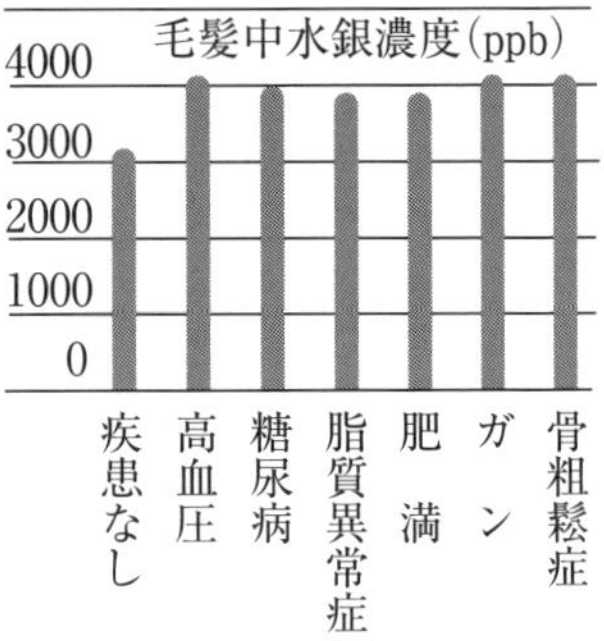

図 1-9　肥った人と生活習慣病の人の毛髪中の水銀濃度

対象：2 ～ 85 歳の女性 1140 人（銀座サンエスペロ大森クリニックとヒューマンライフ医科学研究所の共同調査）

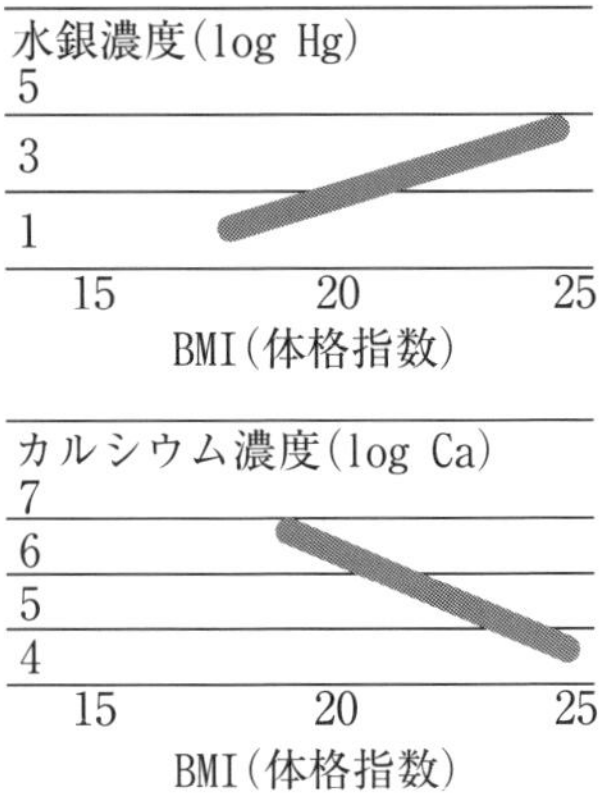

図 1-10　BMI と毛髪中の水銀濃度，カルシウム濃度との関係

対象：1550 人
（ら・べるびぃ予防医学研究所）

するランゲルハンス島に脂肪をためてしまい、それらのホルモンが十分につくられず、糖尿病になりやすくなります。肝臓では、血中に増加した過剰な遊離脂肪酸とブドウ糖が蓄積して脂肪肝をつくり機能を低下させ、やがては肝臓病を引き起こします。血管にも余分な脂肪が沈着して動脈硬化を起こし、脳、心血管疾患を引き起こし、重大な結果になる恐れがあります。

このように、過剰な脂肪が各臓器に機能低下を起こさせることを脂肪毒性とよんでいます。

4　代謝を低下させ、体重を落ちにくくする有害重金属が多い

肥満や生活習慣病の人は毛髪中の水銀濃度が高い、という調査結果があります（図1－9）。また、ＢＭＩと毛髪中の水銀濃度の関係を調べたら、肥った人ほど水銀濃度が高く、カルシウムや亜鉛、マグネシウムなどの必須ミネラルは低かった、という逆相関が認められました（図1－10）。

このように、水銀や鉛などの重金属は体内にはいると、生体になんらかの悪影響を及ぼし、病気を誘発すると思われます。有害金属は大量であれば、水俣病や足尾銅山の鉱毒病などを引き起こします。また、正常範囲を超えれば、

体内酵素のはたらきをブロックして代謝を低下させ、体重が落ちにくい体にしたり、疲れやすくしたりします。さらに、体内重金属はアンテナの役割をして、絶えず空中を飛び交っている電磁波を浴びやすくし、ガンなどを発生させるという説もあります。

6 予防医療の手がかりとしてのメタボリックシンドローム

メタボリックシンドローム対策は、本格的な生活習慣病の発症を未然に防いでしまおうという考え方から生まれています。それは、いったん生活習慣病が発症してから治療を始めても、費用がかかる割には効果が期待できない、という結果がはっきりと出てきたことが根底にあります。

今、予防医療の象徴であるメタボリックシンドローム対策の需要が急速に高まってきました。大いに結構なことですが、一時の流行で終わらないようにしなければなりません。しかし、さらにすぐれた予防医療は、生涯を通じて一度も肥満せずに生活習慣病やガン、認知症にも無縁で充実した人生を全うできるようにすることです。

メタボリックシンドロームの段階で人々が体重の減量に取り組めば、膨大な医療費が節約できます。さらにいえば、体重の減量は健康人が健康なうちに始めるのが理想的です。現状の健康診断と治療は、大げさな画像診断や血液そのほかの複雑な検査、高度な手術などという、膨大な手間と費用をかける割には効果が少ないのが実態です。

いちばん簡単な健康診断は、巻尺でウエストを測ることです。その結果、ウエストが基準をオーバーしている人には食事と運動による対策をとれば、確実に体重が落ち、健康を保つことができます。ウエストの管理は、最も安くて確実な健康管理といえます。メタボ対策は、あくまでも本人が自覚して減量に取り組むことが大切です。

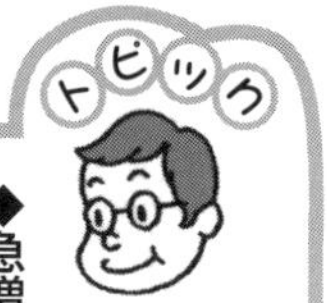

提言—急がれる生活習慣病の予防対策

◆急増する医療費

国の医療費は、一九八五年は一六兆円でしたが、一四年後の九九年には三〇兆円を超えました。二〇〇四年には医療費三二兆円、介護費七・五兆円、合計約三九・五兆円となり、国家予算の半分近くに達しています。この医療費の半分を六十五歳以上の人が生活習慣病の治療で使っています。ということは、年をとるとみんな生活習慣病につかまってしまうということです。

今のペースで病人が増え続けたら、どこかから財源をもってこない限り、病気による国家の破綻もあり得ます。そうなると、医療費の自己負担を五割、七割と増やさざるを得ないでしょう。そうならないためには、予防対策を早急に進めて、病人を増やさないようにすることが肝要となります。

◆予防運動を推進する健康増進法

国は、医療費が際限なく増え続けるので、これを抑えるには予防医療しかないということになり、平成十四年八月二日に「健康増進法」を成立させました。その主旨は、「国民は自身の健康状態を維持、管理、増進に努めなければならない。それが国民としての責務である」というものです。したがって、健康管理を積極的にしないということは法律違反ということになるわけです。

この法律は平成二十（二〇〇八）年四月一日に施行されます。この法律によって、会社や団体の管理者は、従業員の健康増進に努めなければならないことになりました。したがって、いよいよ予防運動に動き出す条件が少し整いました。しかし、法律ができたからといっても、最後は自分が本気でライフスタイルを変えて実際に行動しなければ、まさに絵にかいた餅です。

◆予防意識を高める五つの提言

①健康管理を必修科目に

数学や英語は必修なのに健康管理はどうして必修科目

ではないのでしょうか。大切な命に関する健康管理を自分でできるための、最低限の知識を学ぶ権利が万人にあるはずです。何をするにも健康体は土台となる大切なものです。自分や家族の誰かが病気になって入院したり、手術したり、後遺症が残ったり、死亡したりすると、自分や家族の人生が大きく狂ってきます。

肺ガンの人がいます。「タバコは吸っていましたか」と聞くと、「ガンの診断を受けてからはやめました」という人がほとんどです。相変わらず吸い続けている人は、よほどのつわものです。「タバコを吸うとガンになりやすいことは知っていましたか」と聞くと、「知っていたけれど自分はならないと思っていた」とのことです。「何を根拠に？」と聞くと、「別に根拠はない」といいます。

そこで、正しい健康管理を小さいときから学ばせると、しっかり脳にインプットされて将来にわたって強固に定着する確率が高くなります。たとえば、タバコを吸うと血管病（動脈硬化、血栓、バージャー病など）やガン、肺気腫または慢性閉塞性肺疾患（ＣＯＰＤ）など、大変な運命が待っていることを映像を使ってわかりやすく説明すれば、小学校の五、六年生以上になればわかると思います。タバコは強烈な中毒性があるので吸い始めてからやめるのは困難ですから、「生涯決して吸わない」と思わせるような情報を強烈にインプットすれば、かなり有効だと思います。

酒もまた、その弊害を同じように訴えればよいと思います。なにせ酒とタバコによる医療費は、関連被害を含めると数兆円ともいわれています。しかし、国は関連団体から強烈な突き上げがくるので、対策には積極的に動けません。生活習慣病はその人のライフスタイルから発生する「自己責任病」であることを小さいうちから教育して、各人の自覚を促すのが最も有効だと思います。

②治療から予防へ——医療制度の改革

現行医療制度は出来高払い制度で、治療すればするほど、患者が多ければ多いほど儲かるようにできています。したがって、医療機関は経営を考えれば、病人が増えることをひそかに歓迎しています。これが、予防への医療につながらず、いつまでも後手の治療医療にとどまって、多くの医療費を使い続けている大きな理由の一つです。

③健康予防士の資格をつくる

医学部のカリキュラムが治療医療にかなり偏移していて、内容がものすごくむずかしいため必死で勉強してきた医師にとって、予防的なことはやさしすぎて全く興味がもてないのです。予防は健康人を健康のまま維持させるのですから、おもしろくもなんともないのです。

かつて私は、病院の放射線科で胃腸の透視を担当していたことがあります。そのとき、人間ドックから回ってきたケースが検査途中で異常なしと判明した時点で、とたんに興味を失ってしまうという奇妙な心理を経験しています。異常のないことは被検者にとっては誠に結構なことなのにです。逆にガンやめずらしい病気などがあると興味津々となるわけですから、なんといやな心理でしょう。

この点については、医師とは別に、たとえば「健康予防士」などの資格をつくって予防運動に当たらせれば、安い予算で予防が可能です。

④生活習慣を是正させる予防教育をする

生活習慣病は自己責任病であるという自覚をもって生活すれば、現在死亡率の上位にあるガン、心臓病、脳血管疾患と、その温床となる糖尿病、高血圧、脂質異常症、肥満などもかなり防げるはずです。

生活習慣病は「自己責任病」ですから、治すには自分が努力しなければならないわけです。しかし、楽をしたり、でたらめな生活をしたりしながら病気にはなりたくないし、もしなったら努力せずに治りたい、と思うのが人情でしょう。これは全く間違った考えです。何か成果を期待するなら、それに見合った献身と努力が必要です。世の中に遊んでいてできることは何一つありません。

本来、医療も主人公はあくまでも自分なのです。病気を起こすのも治すのもすべて自分です。「私は病気になったけれど、お前替わってくれないか」と頼んでも、それは絶対に不可能です。

生活習慣病は「自己責任病」であるという自覚を植え付けるには、第三者機関から別ルートで生活習慣を是正する積極的な予防教育の普及活動が強く望まれます。

⑤健康管理がよくできた人を報奨する制度をつくる

健康管理がよくできていて医療費を一定以下に抑えている人には、毎年健康保険料を一部払い戻すとか、八十歳まで健康管理がよくできた人には、表彰状と一緒に五〇〇万円を報奨金として差し上げるなどの制度をつくれば、みなさん健康管理に大いにやる気を起こすのではないでしょうか。なにせ、生涯医療費は平均一人当たり二三〇〇〇万円にもなるのですから、五〇〇万円ぐらいは安いものです。それによって国民全体の予防意識が高まれば、結果として医療費や介護費、生活保護費などが軽減します。

また、医療機関などには一定の地域を割り当てて予防運動を展開してもらい、その結果、病人と医療費がどれだけ減ったかを評価し、それに見合った報酬を与えるようにすれば、医療機関なども予防運動に積極的に取り組めるはずです。

これまでのように、病気が発生するまではほうっておいて、病気になってから治療するのは、効果が少なく費用はかかるし、国民はかからなくてもよい病気で苦しんだり死んだりして、どれだけ不幸かわかりません。

PART 2

食養でウエイト・ロスをめざす
——断食・玄米植物食はメタボ解消の糸口

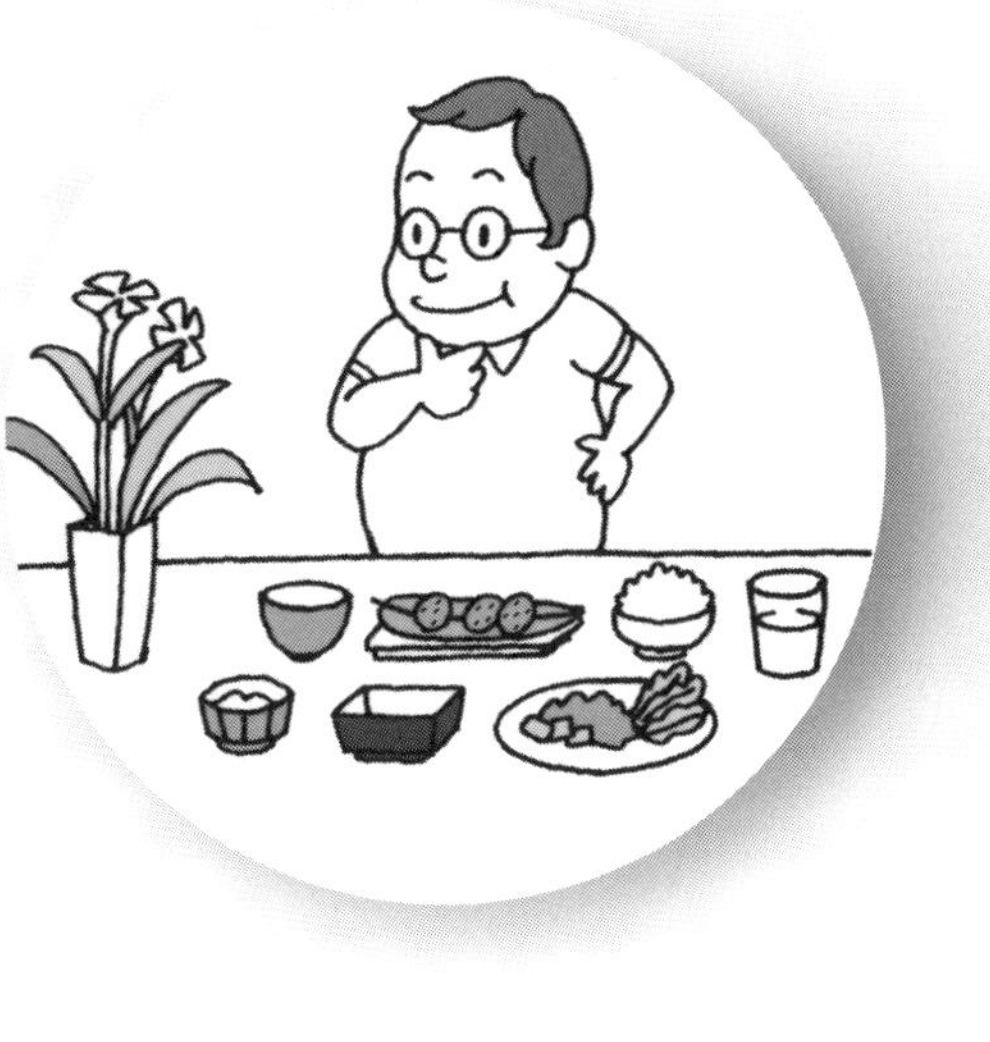

1　ウエイト・ロスのすすめ

1　健康的に減量するウエイト・ロス

肥満大国アメリカでは、ウエイト・ロス（weight loss）事業が一大産業になっています。とくに、近年ウエイト・ロス・キャンプが花盛りで、五・五兆円産業に発展しているとのことです。

ウエイト・ロスとは、肥満による病気から美的感覚や好みに至るまでのさまざまな問題を解消するために、健康的に減量することです。一般的にいわれるダイエットとは異なります。したがって、ここでは「やせる」といわないで、「減量する」という言葉を使います。肥満による病気は、減量すれば治るし予防もできます。頭ではわかっていても、実際に減量するとなると簡単にはいかず、強烈な意識改革が必要です。

2　誤ったダイエットは危険

34ページの図1－6では、肥るほど病気の危険率が高まり、やせすぎてもまた高まるという結果になっています。そして、ＢＭＩ二二前後がいちばん健康ということです。やせすぎの人は病気や精神的な問題があったり、食事に対する理解が不足していて偏食だったりしがちです。

最近の若い女性は極端なやせ願望をもっていて、栄養を無視したダイエットを行なうため、骨粗《こつそ》鬆症《しょうしょう》を起こしたり、生理がなくなったり、体力をなくしたり、過食や拒食を繰り返したりして、健康を害する人が多くなっています。漫画やアニメ、芸能人の誇張された美人像を本気で追求してしまうのだと思われますが、このような人は、とどのつまり精神が大人になっていないのだと思います。その結果、本ものの拒食症になっていく人もいます（図2－1）。

その裏には、世の中が軽薄になり、人格よりも外見のみで判断する社会風潮があります。自分がよって立つところの精神的バックボーンがあやふやだから、自信のもてる強靭な精神が育っていないのです。「ファッションモデルでやせすぎの人は、民衆のやせ願望を過度にあおるので失格」という規定ができた国もあるようです。

誤ったダイエットの問題点は、精製加工食品やジャンクフードでカロリーだけを落としていくので、生命維持に必要な微量栄養素が大幅に不足して健康に異常をきたすことです。とくに、女性は妊娠、子育てを通じて子孫に大きな影響を与えますから、その民族の健康度は母親が担っているといっても過言ではありません。

3　健康的に減量するには正しい栄養学と運動生理学を

なんといっても健康のためにやせるのですから、病的にやせてははじまらないわけです。それには正しい栄養学と運動生理学を身につけることです。といっても、むず

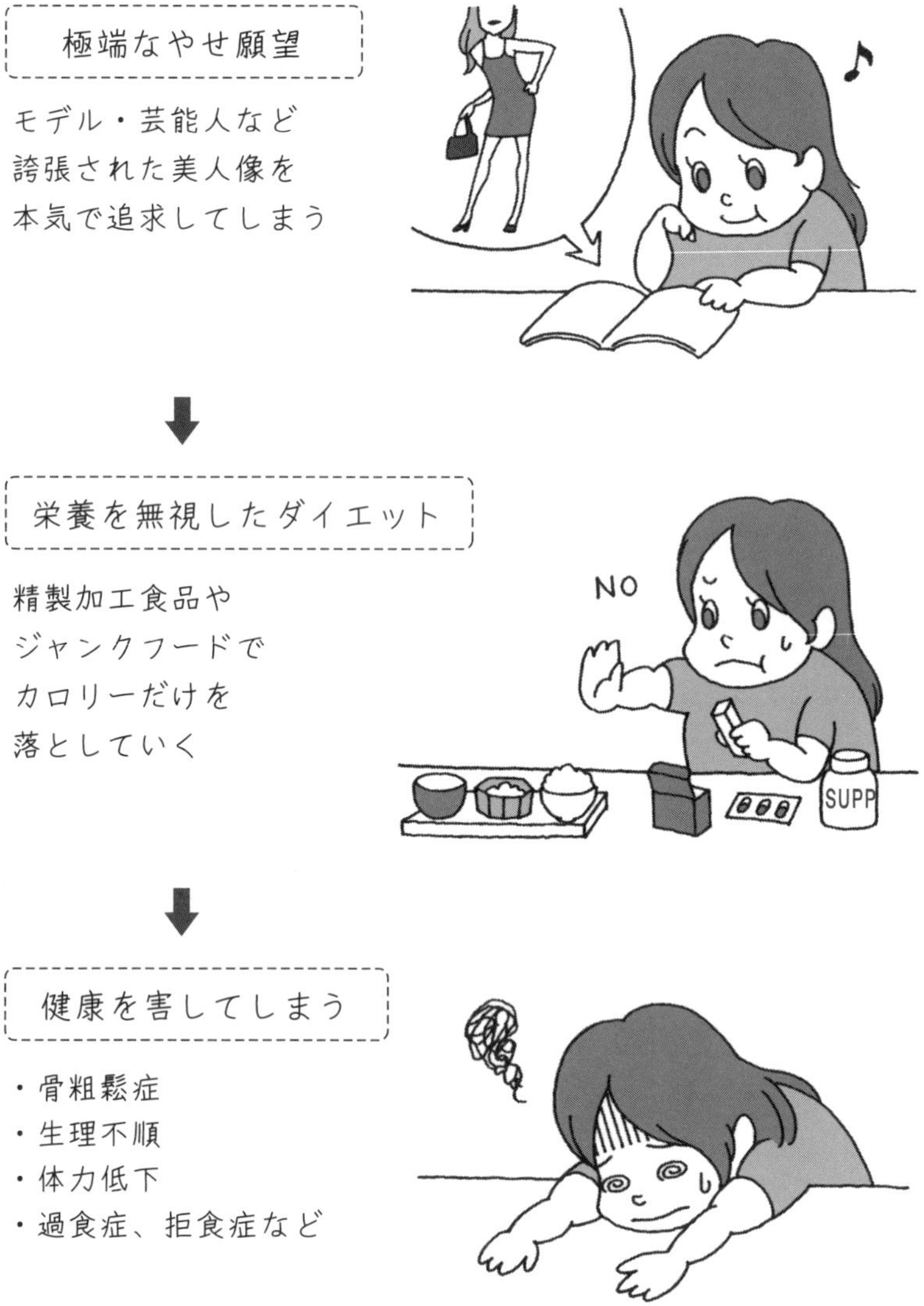
極端なやせ願望
モデル・芸能人など
誇張された美人像を
本気で追求してしまう
栄養を無視したダイエット
精製加工食品や
ジャンクフードで
カロリーだけを
落としていく
NO
SUPP
健康を害してしまう
・骨粗鬆症
・生理不順
・体力低下
・過食症、拒食症など

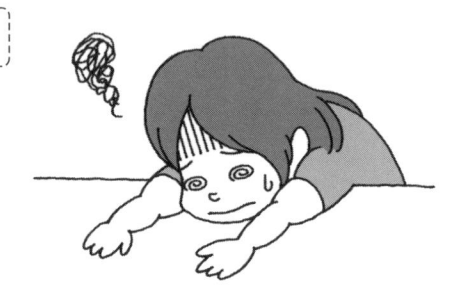

図 2-1　誤ったダイエットは危険

かしいことは必要ありません。このPART２で健康的に減量するための簡単な理論を、PART３で断食や料理、運動のしかたを覚えて、あとは実行あるのみです。本来は理論も不要で、ただ質のよいものを少量食べていればよいのですが、動物と違い人間は大脳で納得しないと長続きしませんから、納得するに必要な程度の理論は身につけるとよいでしょう。

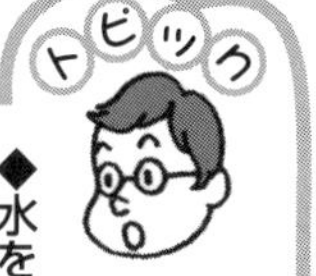

見当違いの肥満知識

◆水を飲んでも肥ってしまう?

肥った人に肥満を指摘すると、「自分はあまり食べないのに、水を飲んでも肥ってしまう体質だから、しかたない」などという人がいますが、そんなことはありません。その人のいっていることは、「水にはカロリーがある」といっていることになり、不自然です。

もし水を飲んで一過性ではなく体重がはっきり増えるのであれば、それは病的な範疇にはいります。そして水分が増えるとむくみとして現われます。組織の粗いまぶたや、重力のはたらく下肢において顕著で、すねの部分を指でギューッと押すと指の跡にへこみます。また、肝硬変やガン性腹膜炎などで腹水がたまると、一週間で五〜一〇キロと体重が増えて腹部がふくらんできます。そういう増え方をしたときは、早く病院に行きましょう。

◆食事の回数や量を減らしても肥る?

よく、朝食を抜いたとか昼食を抜いているのに肥るという人がいますが、肥満するかしないかは、あくまでもトータル摂取カロリーの多少によります。夕食、夜食を中心にした食生活の人も肥る傾向があります。なぜなら、夜は副交感神経が優位になり消化吸収のはたらきが高まるとともに、そのあとは寝るだけですのでカロリーの消費がほとんどないからです。

また、やせようとしてご飯を減らしてみたが、途中で我慢できずにおやつを食べてしまうという場合もあります。こういう人はおやつや酒などはカロリーの計算に入れていない人が多いのです。

実際にあまり食べないのに肥る人は、消化器や同化作用がすぐれている人です。そういう人は、標準体重を維持する程度の量に減らすべきです。そして低カロリーの食事を心がけるとよいでしょう。植物性食品は全体に低カロリーです。

4　減量は運動よりも、食事のほうが有利

（1）運動で体重を落とすのは不利

生物のエネルギーは、おもに基礎代謝と運動によって消費されます。基礎代謝量とは、いっさいの活動をしないで、ただ生きているだけのために使うエネルギー量です。つまり、寝ているときに消費されるエネルギー量です。

ところで、生物のエネルギー変換効率は、人間は四〇%、カメは七〇%、ホタルは九〇%以上(注)です。自動車は一六%が主目的の運動エネルギーになり、残りは熱と音に変わってしまうので、エネルギー変換効率は生物よりはるかに劣ります。人間はエネルギー変換効率が機械よりはるかにすぐれているので、運動で体重を落とすのは不利です。本来、飢餓に備えてのすぐれたエネルギー変換効率が、豊かな現代ではその能力があだになっているのです。

（2）食べるポイントは質・量・食べ方

体験的にも、食べてしまってから運動でカロリーを消費するのは、かなり不合理なことがおわかりと思います。食べるという楽しみを満喫しても肥らない体が欲しい、という誠に都合のよいことを望む人もいますが、そうはいきません。

そこで、食べるということについて学習する必要があります。ポイントは食の「質」と「量」と「食べ方」の三つです。「質」とは、植物性食品を中心として、三大栄養素の比率をデンプン八、タンパク一、脂質一にして、ビタミン、ミネラル、食物繊維、ファ

（注）ホタルの光エネルギー変換効率は九〇%以上ですから冷たい光になります。そのため自分が安全なのです。もし、ホタルの光から熱が発生したら、自分の尻が焦げてしまいます。人間のつくった効率のよい蛍光灯でも、二〇%しか光に変換されず、残り八〇%は無駄な熱エネルギーに変わります。

イトケミカル（15ページ参照）、糖鎖（16ページ参照）などの微量栄養素が豊富な食事にすることです。「量」とは、必要最小限にとどめることです。「食べ方」とは、徹底的に噛むことです。これらの条件を最も安く合理的に満たすのが玄米植物食（61ページ参照）です。

（3）同じような食品をコンスタントに食べれば体調も安定

栄養素さえ完全にそろっていれば、同じような食品をコンスタントに食べていたほうが、それを餌にして繁殖している一〇〇種類、一〇〇兆個もいる腸内細菌がいいバランスで安定します。その結果として体調も安定します。ちなみに、自然界の大多数の生物は食性がほぼ決まっています。腸内細菌は腸管の上流から下流に住み分けしていて、それが不安定になると便秘と下痢を繰り返し、体調不良や免疫低下にも及びます。

毎回おかずを変えないとバランスがわるい、同じものを食べ続けると飽きる、などの今日常識と思われている現象は、白米や精製加工食品など微量栄養素が欠乏したものを食べていることが根底にあります。

2 ウエイト・ロスの主役①——大脳
——やる気のスイッチを入れる

食欲が本能に支配されている自然界の動物は決して食べすぎないわけですから、肥満は人類特有の大脳（精神や心）の病気といってもよいかと思います。その反対の拒食症などは、明らかに心の問題から起きています。したがって、食べすぎてしまう原因と、それによる弊害をよく理解し、それを改善する方法がわかれば、明日から行動が変わります。

人は心底納得すれば、やる気のスイッチがはいり、必ず結果が出るものです。無理して頑張る必要はありません。頑張っても長続きしません。何事においてもこの原理は同じです。

そこで私は、ソフト断食と玄米植物食を中心に据えたウエイト・ロスをおすすめします。断食によって頭と体の両方で納得して、正しく減量のスイッチがはいることをめざしています。本もののスイッチがはいれば、リバウンドもなく一生続きます。減量に成功するためには誰もが納得する、確固たる理論をもった減量法であることが必須条件です。断食期間中ただ食べないで我慢していて、終了後はまたもとどおりの食生活では、なんの意味もないのです。

3　ウエイト・ロスの主役②――ソフト断食と少食

「断食」といわれても、一日三食プラスおやつ二回が当たり前の現代では、古いとか、そんなのは無理だ、と思う人が多いかもしれません。しかし最近、断食を利用した医療の現場で、生活習慣病の予防と治療に高い効果が上がっています。

1　断食と少食の効果

断食、半断食、玄米植物食の少食などでマイナスカロリーにしておきますと、次のような効果があります（図2－2）。

①拡張した胃、消化管が縮小（満腹感が早めに出るようになる）
②脂肪の燃焼による体重減少
③動脈硬化の血管壁や内臓、腸間膜、皮下の脂肪の分解（メタボリックシンドロームの解消）
④農薬、環境汚染物質、食品添加物、有害重金属など毒素の排泄
⑤血液の粘度が下がり（いわゆるサラサラ血）、高血圧、脂質異常症、高血糖など肥満に起因する各検査データが総合的に改善
⑥嗅覚や味覚などの感覚が鋭敏になり、不自然なものを判別できるようになる
⑦便秘症の改善（飢餓でモチリンという腸の蠕動《ぜんどう》亢進ホルモンが分泌される）
⑧核が大きくなって細胞が若返る（アンチエイジング、幼若細胞は核が大きい）
⑨アルツハイマー型認知症の老人斑に対し（注）オートファジー作用（次項参照）が顕著にはたらく
⑩精神力（ファイティング・スピリット）の回復や精神性の向上
⑪とくに生活習慣病やメタボリックシンドローム系の血液データにおいて、高いデータは下がり低いデータは上がり、いずれも正常に向かう

（注）脳の神経細胞にタンパク質残渣《ざんさ》（老人斑＝脳内ベータアミロイド）が付着して神経細胞が萎縮し、認知症になります。現代型の食生活で増加するといわれています。

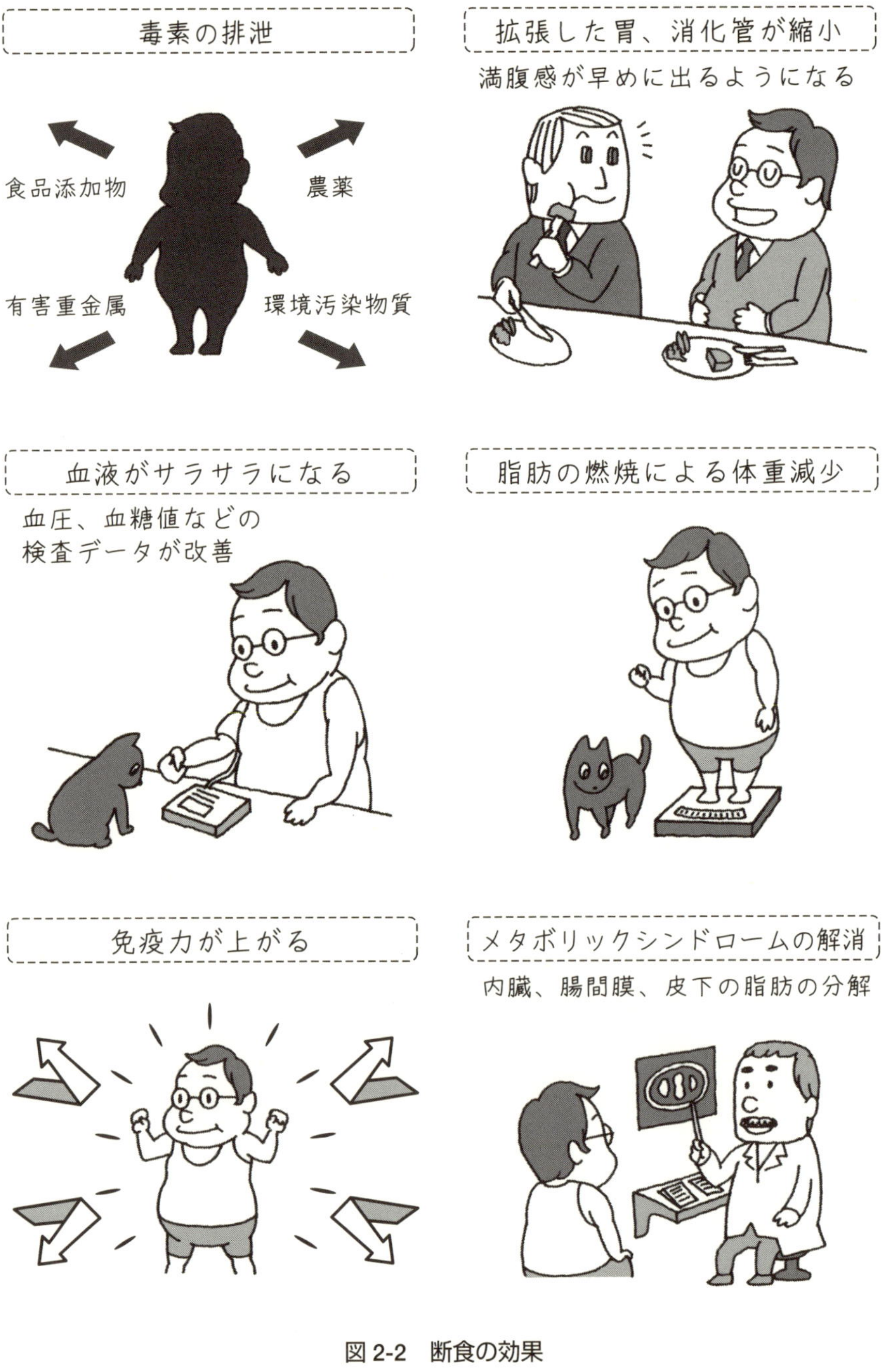
毒素の排泄
食品添加物
農薬
有害重金属
環境汚染物質
拡張した胃、消化管が縮小
満腹感が早めに出るようになる
血液がサラサラになる
血圧、血糖値などの
検査データが改善
脂肪の燃焼による体重減少
免疫力が上がる
メタボリックシンドロームの解消
内臓、腸間膜、皮下の脂肪の分解

図 2-2　断食の効果

表 2-1　ガン発生に及ぼす食事量の影響

（秋田大学　小泉助教授）

	悪性リンパ腫	乳ガン
A 群	26 匹中 7 匹がガンで死亡（21 か月後）	54 匹中 12 匹にガンを確認（14 か月後）
B 群	28 匹中ガンで死亡 0 匹（21 か月後）	50 匹中ガンは 0 匹（14 か月後）

注　同じ餌で，A 群：満腹量の 80%（カロリー），B 群：満腹量の 50%（カロリー）を与えた。

⑫血糖、中性脂肪、コレステロールや有害重金属、環境汚染物質など、体内で発生したり蓄積したりした「生活ゴミ」を一掃する

⑬西洋医学的治療に抵抗する難症例にしばしば功を奏する（患者さんにとっては選択肢が広がる）

⑭免疫力が上がる（細菌感染したネズミの死亡率実験で、餌を食べたグループ九三%に対し、食べなかったグループ四三%と顕著によい結果が出た。また表2－1では、腹八分目のグループと比較して、腹五分目のグループは悪性リンパ腫の死亡率、乳ガン発症率ともゼロという少食の効果を示している）

⑮すい臓のアルファ細胞からグルカゴンというホルモンが分泌され、アドレナリンなど他のホルモンも加わり、脂肪組織を分解してブドウ糖に変えるルートが発達し、空腹感が出にくくなる

2　断食のオートファジー作用

オートファジーの Auto は自己、phagy は貪食で、オートファジー作用とは、細胞が自己成分を分解する作用のことです。東京医科歯科大学大学院医歯学研究科、水島昇教授の研究グループによって、オートファジーは成体マウスの絶食時やマウス新生児の生理的飢餓時に、全身でダイナミックに誘導されることが確認されました。

生体は通常、合成と分解で成り立っていますが、飢餓状態になったときアミ

ノ酸やほかの重要な栄養素を確保するために、過剰で害をなすもの、生活ゴミ、生体にとって比較的重要でないもの、などから先に分解するものと思われます。脳に沈着してアルツハイマー型認知症の害をなすベータアミロイドなど、過剰にたまったタンパク質残渣《ざんさ》の分解が、断食をすると顕著に亢進することがわかりました（図２－３）。ということは、血管性（注）にしてもアルツハイマー型にしても、認知症までもが食べすぎと関係している可能性があります。したがって、断食は定期的に行なうのが理想です。過形成性疾患（手術後や火傷の再生が過剰に起こったケロイドや手術後の腸管の癒着など）や肥大性（前立腺肥大など）、増殖性疾患（ポリープ、ガン）などが断食によって治癒に向かうのも、オートファジー作用で説明がつきます。

３　断食後は玄米植物食でリバウンドを防ぎ、生涯健康維持

断食でいったん減量しても、断食後、反動で大食いをしてしまい、かえって体重を増やしてしまうというリバウンドを起こすと、もともこもなくなってしまいます。せっかくの断食を確実なものにするには、断食後は玄米植物食を実行するのが断然有利です。玄米植物食は消化がゆっくりなので腹もちがよく、かさばる割には低カロリーなのでしっかり食べても肥りません。玄米植物食は、よく噛んで食べるだけで自然に標準体重に近づいていきます。しかも、微量栄養素が豊富だから代謝が正常になるため、いろいろな病気にかかりにくくなりますし、標準体重を生涯維持しますから、老後までとても安心です。

（注）血管性認知症のこと。脳の血管の梗塞などによって、脳細胞が壊死して起こる認知症です。

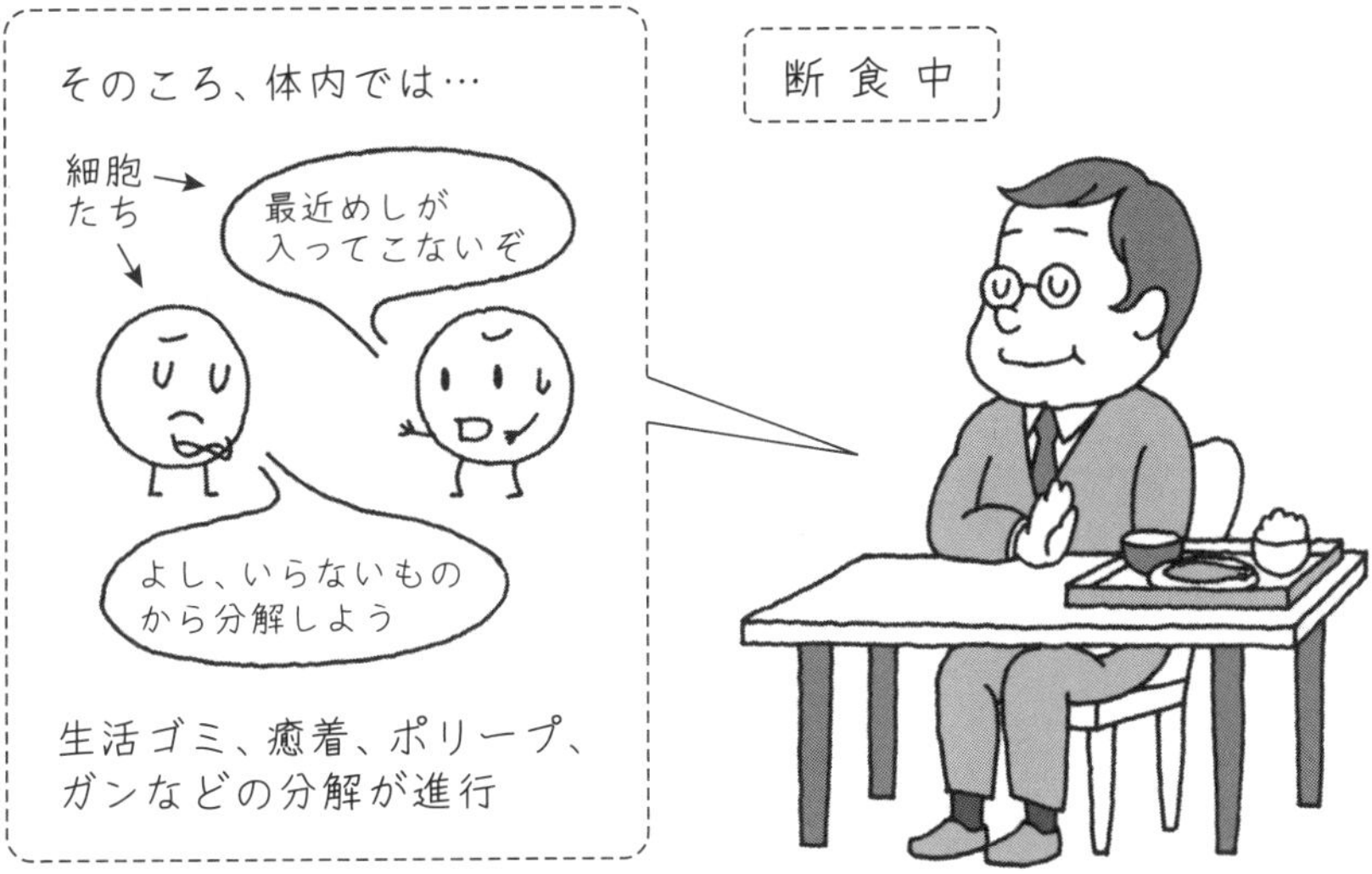
そのころ、体内では…
断食中
細胞たち
最近めしが入ってこないぞ
よし、いらないものから分解しよう
生活ゴミ、癒着、ポリープ、ガンなどの分解が進行

図 2-3　断食のオートファジー作用

4　断食と玄米植物食は最高のデトックス（解毒）法

鉛や水銀などは、体内にはいると酵素などにくっつきます。その酵素が脂肪を燃焼させてエネルギーに変換するはたらきを阻害するために、減量しにくい体になります。その結果、過剰にたまった脂肪は生活習慣病の温床になります。そして、ますます体内に有害重金属や代謝後の老廃物や毒素などをため込むので、さらに病気になりやすい体になります。

これらの有害物質を排泄する作用のいちばん強いのが断食で、オートファジー作用で分解排泄します。次がハーブ類、野菜類、野草類、果物類、およびそれらの素材からつくられた製品などのデトックス食材です（表2－2）。これらはすべて植物であり、ガンを予防する食物とも完全に一致しています。このことも、私が玄米植物食をすすめる大きな理由の一つです。

また、世界ガン研究基金と米国ガン研究財団（国際的なＮＧＯ）の学術論文「食品・栄養とガンの予防―

表 2-2　代表的なデトックス食材

排泄作用	栄養素	含まれる食材
キレート化*して出すもの	ペクチン	レンコン，オクラ，トマト，リンゴ，他の果物
	ケルセチン	タマネギ，アスパラガス，ブロッコリー，リンゴ
	アルギン酸	モズクなどの海藻
	フィチン酸	玄米
付着して出すもの	イヌリン	ゴボウ
	マンナン	コンニャク
	ガラクタン	サトイモ
	セレニウム	ニラ，ネギ，タマネギ，ニンニク，マッシュルーム
	セルトース	ゴボウ，長イモなど
	リグニン	ゴボウなど
肝臓の解毒作用を強めるもの	硫化アリル	タマネギ，ニラ，ニンニク，ネギ，ラッキョウ
	イソチオシアネート	キャベツ，カリフラワー，ブロッコリー，ダイコン，ワサビなど
活性酸素を抑えるもの	メラノイジン	味噌，醤油など
	ベータカロチン	ニンジン・ホウレンソウ・シュンギクなどの緑黄色野菜，カンタロプメロンなど
	ビタミンC	ブロッコリー，コマツナなど
	セサミノール	ゴマ

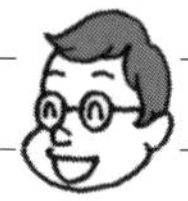

＊キレート化とは金属を中心に有機物が包み込んで吸収されやすくなったもの

世界的見地から」（一九九七年）のガン予防一四ケ条の第一条には植物性食品を中心に摂るとあります し、世界的に有名なマックス・ゲルソンのガン食事療法（39ページ参照）でも未精白穀物や植物食とニンジンを主にした野菜ジュースが中心です。さらに、アメリカの国立ガン予防研究所が発表したガン予防食品のピラミッドは、すべて植物性食品です。このようにあらゆる角度から植物性食品には抗ガン作用とデトックス効果が認められているのです。

5　断食、少食、一物全体食が長寿遺伝子をオンにする

（1）長寿遺伝子は少食でオンになる

米国・マサチューセッツ工科大学のレオナルド・ガレンテ教授は、酵母菌にSir2（サーツー）という長寿遺伝子があることを世界ではじめて発見しました。ガレンテ教授の実験では酵母菌の餌であるブドウ糖を二五％まで減らしたところ、Sir2長寿遺伝子がオンになり長生きしました。その後の研究で、すべての生物が、この長寿遺伝子をもっていることがわかりました。この遺伝子はふだんは眠っているが、カロリーを制限するとオンになることもわかりました。

ガレンテ教授の見解では、少食は血糖値が低く維持されるが、遺伝子は周辺環境には餌がないから今は子育てに不利だと判断し、子育てに有利な条件を待つために若さと寿命を永らえるということです。逆に血糖値が高く維持されると、餌が豊富と判断して早く子を産み育て、早く寿命を終えるということです。この理論は百歳長寿者には肥満体がほとんどいないことと一致します。

（2）長寿遺伝子をオンにする植物の皮

赤ワインやピーナッツの皮にあるレスベラトロールや、タマネギの皮にあるケルセチンなどは抗酸化物質の一種で、長寿遺伝子をオンにすることが知られています。植物の皮にビタミンやミネラル、ファイトケミカルなどの抗酸化物質が豊富なわけは二

つあります。一つは、植物の皮は生命現象の活動の舞台であるため、栄養素が必要だからです。もう一つは、植物は光に照らされて光合成を行なっていますが、同時に強烈な紫外線にさらされるので、皮に抗酸化物質を大量に用意して、活性酸素で枯れてしまわないように自身を守っているからです。

私たち動物は植物から酸素や栄養素をもらうことで生かされているわけですが、これらの抗酸化物質もまた自分たちでは十分に用意できないので、植物からいただいて生かされているのです。私たちは植物にどれだけ大きな恩恵をいただいているか計り知れません。食養法（石塚左玄の提唱した玄米植物食を中心にした和食）では皮ごと食べることを「一物全体食」といい、一つの生命体を丸ごといただくことが栄養バランスにすぐれているとして、食養家の間では昔から皮ごと食べることが実践されています。ちなみに、皮ごと食べるにはそのことの理解と、多少のたくましさが求められますが、一か月も続けていると慣れてきますからご安心を。

6　一日一食減らすと一石三鳥――食費、時間、健康

ふつう、料理をして食べて後片付けをするまでに一～二時間かかります。一日一食減らすと、その分、食費と時間が節約でき、しかもその時間が有効に使えます。さらに、一食分カロリーが減るので、肥満が防げるし、その間断食状態になっていて脂肪が分解されていますから健康にもなるということで、まさに一石三鳥ということになります。ちなみに、一日一時間の節約で一年で三六五時間分節約でき、五〇年で一万

八二五〇時間、つまり七六〇日、約二年も人生を得します。さらに、少食で健康になるため寿命が延びることになり、その分を自己実現のために使えます。

4　ウエイト・ロスの主役③――玄米植物食

1　カロリーが低く、食物繊維、微量栄養素が豊富

減量するには摂取カロリーをマイナスにすればよいのは誰でもわかっていますが、それを実行するとなると大変な努力が必要です。少食がとても実行できないという人は、食の質を変えるとよいのです。私は三〇年前から「玄米植物食」を実行していますが、三〇年間体重は全く同じです。

玄米はまけば芽が出る生命体で、栄養素もワンセットそろっています。そこへ、わずかに不足する栄養素をおかずで摂るという合理的な考え方が、玄米植物食です。具体的には、玄米や雑穀などの未精白穀物を主食にして、野菜類、海藻類、豆類、ゴマや少しの果物類など植物性食品を中心に摂ることです（図2－4）。玄米植物食はゆっくり吸収される（GI値(注)が低い）ので、血糖値もそれにつれてゆっくり上がってゆっくり下がるから腹もちもよくなり、インスリンも酷使されないので糖尿病も防げます。また、低カロリーで、食物繊維が豊富なので、しっかり食べても肥らないし便通もよ

(注)ブドウ糖を一〇〇とした場合の血糖上昇率です。GI値の高いものには砂糖や、精白した穀物を粉にしたもの（パンやうどんなど）などがあります。GI値の低いものには玄米やそばがあり、これらはゆっくり吸収されて、ゆっくり血糖値が上下するので、空腹感が出にくく腹もちがよくなります。

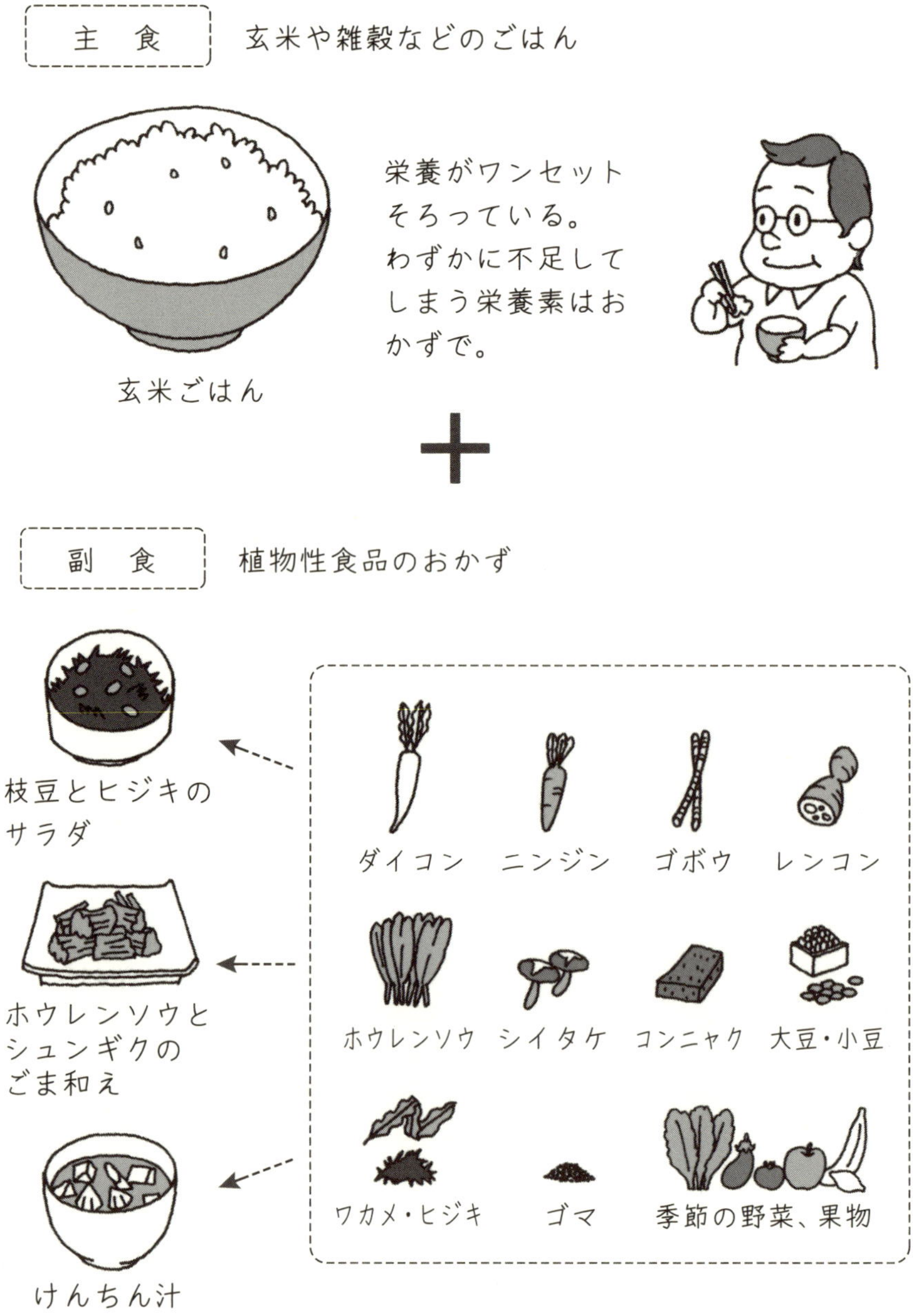
主　食
玄米や雑穀などのごはん
栄養がワンセットそろっている。わずかに不足してしまう栄養素はおかずで。
玄米ごはん
副　食
植物性食品のおかず
枝豆とヒジキのサラダ
ホウレンソウとシュンギクのごま和え
けんちん汁
ダイコン
ニンジン
ゴボウ
レンコン
ホウレンソウ
シイタケ
コンニャク
大豆・小豆
ワカメ・ヒジキ
ゴマ
季節の野菜、果物

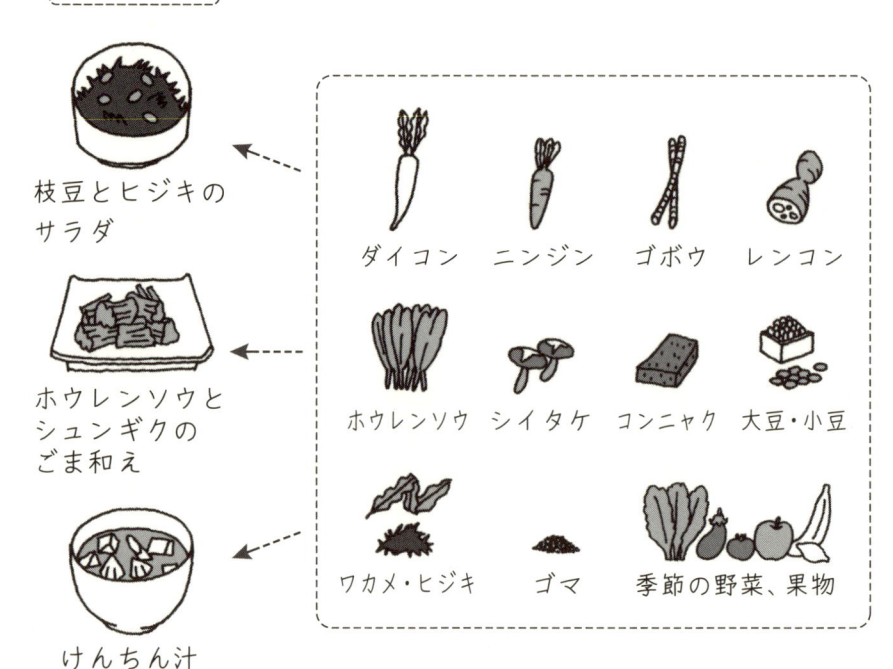

図 2-4　玄米植物食の内容

くなります。

玄米植物食を始めると、すぐに便通がよくなります。それだけでも気持ちがよくなりますが、そのほかにも疲れにくい、風邪をひかない、寝つきがよいなど、気をつけているといろいろ発見があります。健康状態が将来的に持続していく手段をもった実感は、仕事や未来に希望がもてるようになり、精神的にも充実した人生を過ごすことができます。

2　老化と短命化を防ぐ抗酸化物質が豊富

脂肪は単なるエネルギーの貯蔵庫であるだけでなく、体の構造や代謝に重要な役目をしています。たとえば、全身の細胞膜はタンパクとリン脂質がくっついたものが二重の構造になっていて、非常に酸化されやすくなっています。

また、コレステロールにも種類があり、いわゆる善玉のＨＤＬや悪玉のＬＤＬが代表ですが、ＬＤＬが悪玉といわれる理由に二つあります。一つは、肝臓から末梢へ脂を運んで各組織に沈着させます。もう一つは、活性酸素に酸化されたＬＤＬが、マクロファージに貪食されて血管の内膜下にはいり込み、泡沫細胞となってアテローム（粥状硬化）を形成します。これがしだいに大きくなって動脈の内径が狭くなり、閉塞を起こします。心筋梗塞や脳梗塞がそれです。

細胞膜とＬＤＬの酸化の程度は活性酸素の発生量と体内の脂肪の質と量に比例しますから、肥れば細胞とＬＤＬの酸化が進み、老化と短命化も進みます。

ＬＤＬは酸化されるとこのように悪性化しますから、活性酸素から守らなければなりません。そのために、抗酸化物質（スカベンジャー）が豊富に必要となります。したがって、抗酸化物質をたくさん含んでいる玄米植物食は有利です。白米と動物性食品や加工食品、添加物などのジャンクフードでは、抗酸化物質が圧倒的に不足しています。

植物の抗酸化物質はビタミン、ミネラル、ファイトケミカル（15ページ参照）ですが、これらは植物が光合成をするさい、紫外線による活性酸素から自分の身を守るために用意していたものです。したがって、光の強い赤道付近や高山などに生えている植物ほど、植物の光が強く当たる皮の部分にたくさんの抗酸化物質をもっているわけです。したがって、植物は皮をむかずに食べるとよいのです。

人間や動物もＳＯＤ（スーパーオキサイドディスムターゼ）などの抗活性酸素酵素を体内にもっていますが、それだけでは足りないので、細胞や組織が酸化（活性酸素に攻撃）されて、(注)ガンや生活習慣病が発生するわけです。抗酸化能力をもった植物性食品をふだんから十分に摂っていないと安心できません。

（注）酸素の化学反応力は大変なもので、いろいろなものを燃やすわけですが、酸素濃度が高いと細い鉄線までも燃やします。炭素間の二重結合が多い桐油などは、布にしみ込ませて太陽に当てておくと酸化が進んで自然発火するほど、油と酸素は反応性が高いのです。

3　玄米植物食と日本の伝統食――四つの共通点

肥満大国アメリカで一九七七年、上院議員のマクガバンが「肥満、生活習慣病、ガンには日本の伝統食がよく、そのなかで白米を玄米や未精白穀物に切り替えれば理想的」というレポートを議会に提出して、大反響をよびました。それが引き金になり、以後日本食が大ブームになりました。しかし、それを発表したマクガバン上院議員は、食品産業界から猛反発を受け、次期大統領候補といわれていたのにその機会を永久に失ったのです。

日本の伝統食が評価された根拠は四つあげられます（図2－5）。これらは、玄米植物食の優秀性と重なります。

（1）デンプンは体内で完全燃焼するすぐれもの

タンパク質は窒素化合物ですから、分解する過程でアンモニア、尿素、尿酸などの毒性分を産生し、もしなんらかの理由で異常に増加すれば尿毒症になります。デンプンは、ビタミンB_1をはじめB群が十分にあれば完全燃焼して炭酸ガスと水になり、無害でクリーンな理想的なエネルギーになります。ですから、マラソンやトライアスロンの選手は、試合前にデンプン食にして、タンパク質は疲労が激しくなるので摂らないのが常識となっています。

◆芋（デンプン）が主食だったトンガ王国には生活習慣病が少なかった

「トンガ王国では、体重一〇〇キロ以上ある人がごろごろいるのに、生活習慣病、とくに心臓病がその割に少なかった」という調査報告があります。これを分析したところ、デンプン（芋類）を主食として肥っている場合は生活習慣病になりにくい、ということがわかりました。しかし、トンガ王国でも、文明食がはいり込むと生活習慣病が増え始め、民族的に滅びの方向に向かっています。

したがって、先進国の食生活（肉、卵、牛乳、乳製品、脂、砂糖、菓子類、ジュー

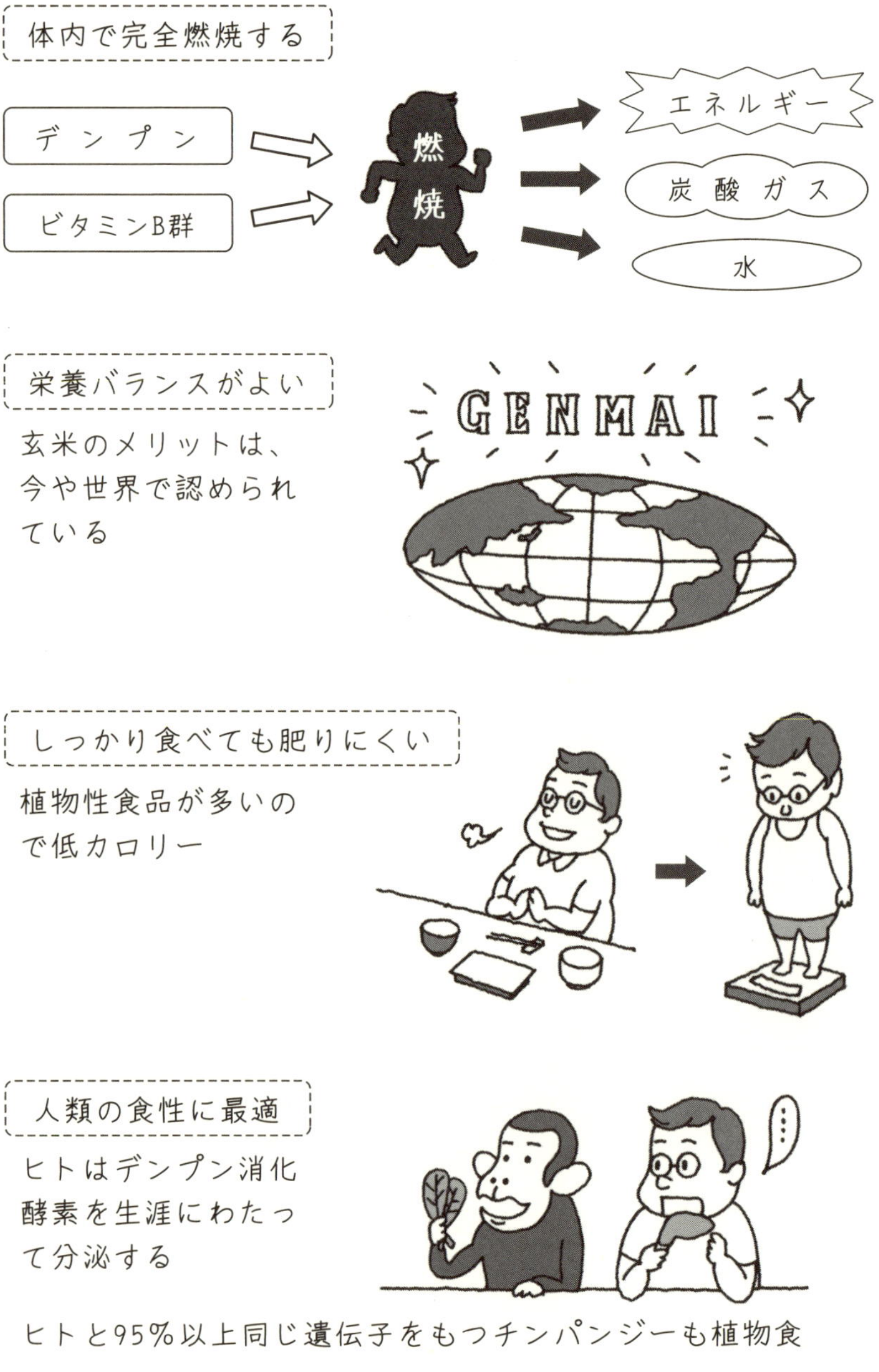
体内で完全燃焼する
デンプン
ビタミンB群
燃焼
エネルギー
炭酸ガス
水
栄養バランスがよい
玄米のメリットは、今や世界で認められている
GENMAI
しっかり食べても肥りにくい
植物性食品が多いので低カロリー
人類の食性に最適
ヒトはデンプン消化酵素を生涯にわたって分泌する
ヒトと95%以上同じ遺伝子をもつチンパンジーも植物食

図 2-5　玄米植物食の優秀性

ス類などの加工食品）で肥った場合に比較的生活習慣病になりやすい、ということになります。

◆玄米植物食で生活習慣病が改善——症例

実際に、デンプンを中心にした玄米植物食を続けたところ、生活習慣病が改善された私のところの患者さんの例をご紹介します。

この人はかなり肥っていましたが、腰の痛みのために食欲が低下して体重が一五キロ減ってしまいました。しかし、当院で腰痛の治療をしながら、デンプン中心の玄米植物食に切り替えたところ、痛みが軽減していくにつれて食欲が増し、しだいに肥ってきました。その方は入院したほどの糖尿病をもっていましたが、不思議なことに体重が増えながら糖尿病が完全に治ってしまいました。

このことと、トンガ王国のことを鑑みると、一部の人には「肥満イコール病気ではない」という見方もできます。そして、デンプンで肥っている場合は、比較的安全ということになります。病気になるには脂肪細胞の機能変化が必要になると考えられます。その点からも、デンプン主食で植物食中心の日本食が見直されているのかもしれません。

◆人類に最適な主食はデンプン

人類は唾液腺とすい臓の二か所からデンプン消化酵素が出ますが、草食獣や肉食獣は出ません。この点からも、人類に最適な食の中心にデンプンがあることがうかがわれます。なお、ここでのデンプンは、精製加工しない複合デンプン（注）を意味します。肥

（注）未精白のために、タンパク質、デンプン、脂質、ビタミン、ミネラル、繊維、ファイトケミカルなどを含んでいるもの。

満はないほうがいいですが、デンプンで肥る場合は比較的安全ということです。私の経験でも、デンプンで肥っている人には糖尿病や高血圧症が少ないという印象があります。

（2）低カロリーで栄養バランスがよい

生活習慣病は、肉、脂肪、砂糖、精白穀物、精製加工食品、スナック菓子、清涼飲料水、牛乳などを大量に飲食して発生しています。ですから、植物性食品の多い和食にして、主食は玄米が理想です。そうすれば、低カロリーのうえに微量栄養素や抗酸化物質が豊富で栄養バランスもよいので、肥満や病気になりにくく、生涯無事に過ごせる確率がきわめて高くなります。今や世界中でこのことが認められ、「ゲンマイ」（GENMAI）という日本語がそのまま通用するそうです。

（3）肥満に有利な植物性が中心

伝統的和食は植物性が多く低カロリーのため、しっかり食べても肥りにくいのが特徴です。その点も世界中から注目されています。フランスの一流シェフが京都に懐石料理を勉強にきて、低カロリーでヘルシーなフランス料理を模索しています。

草食動物の胃袋がみな大きい理由は、植物のカロリーが低いのでたくさん食べないと足りないからです（24ページ「トピック」参照）。彼らは決して肥満体ではないのです。植物食はそれほど低カロリーだということです。

（4）植物食は人類の食性に最適

「人類の遺伝子は九五％以上がチンパンジーと同じだそうですが、チンパンジーとゴ

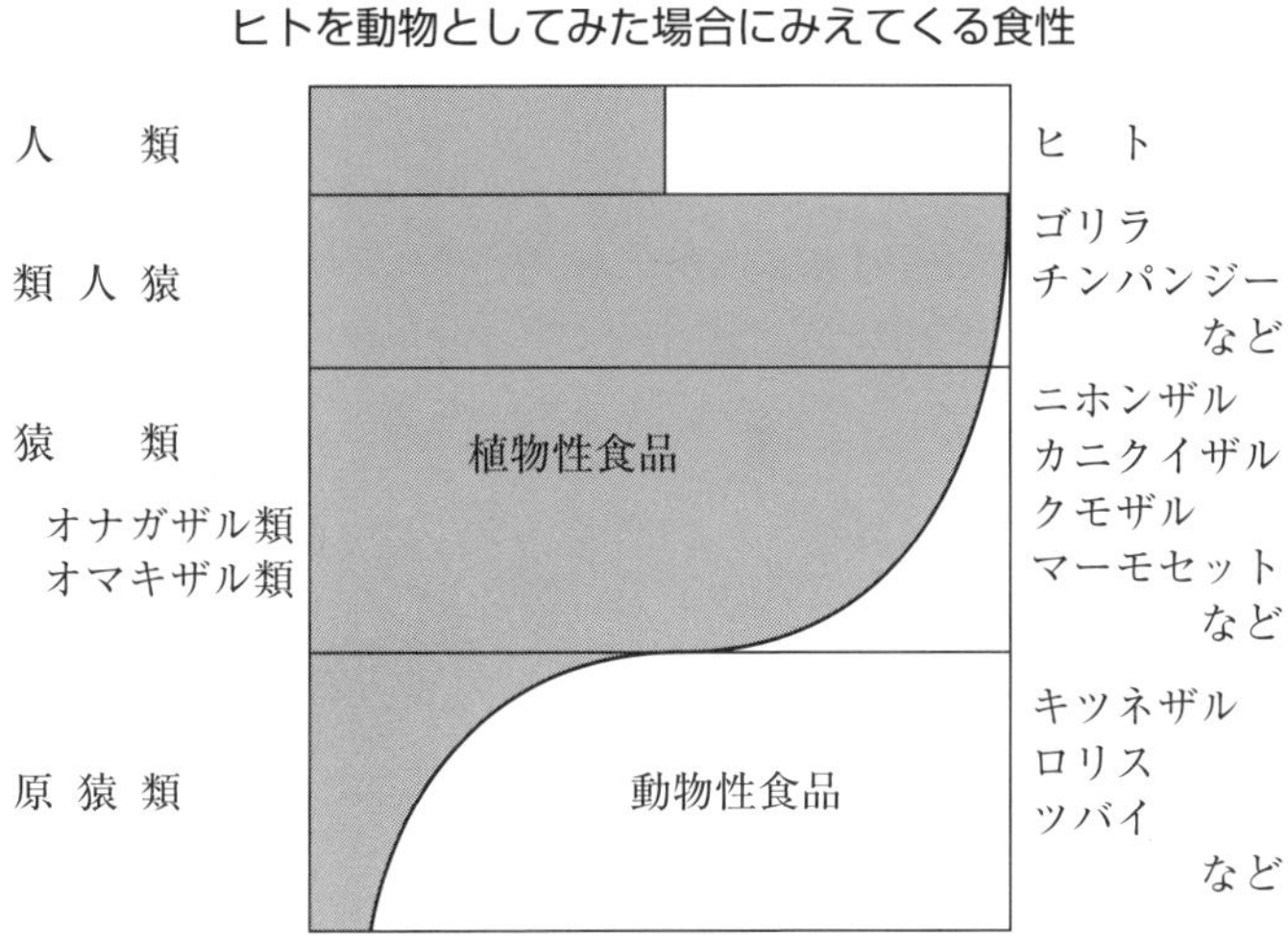

図 2-6　霊長類の進化と食性の変化の模式図
（島田彰夫著『食と健康を地理からみると』農文協より）

リラはほとんど植物食なのに、その親戚の人類だけが強烈な肉食なのはおかしい」と、宮崎大学教育学部、島田彰夫名誉教授が『食と健康を地理からみると』（農文協刊）のなかで、霊長類の進化と食性の変化について書いておられます。

下等なサルの原猿類は大部分が動物性食品ですが、大型化してくるにつれて植物性食品の割合が増えてきます（図2－6）。チンパンジー、ゴリラになると、ほとんどが植物性食品となっています。しかるに、近縁のヒトはかなりの動物性食品を摂っています。このヒトの食性は、霊長類の進化からみると、かなり不自然にみえます。

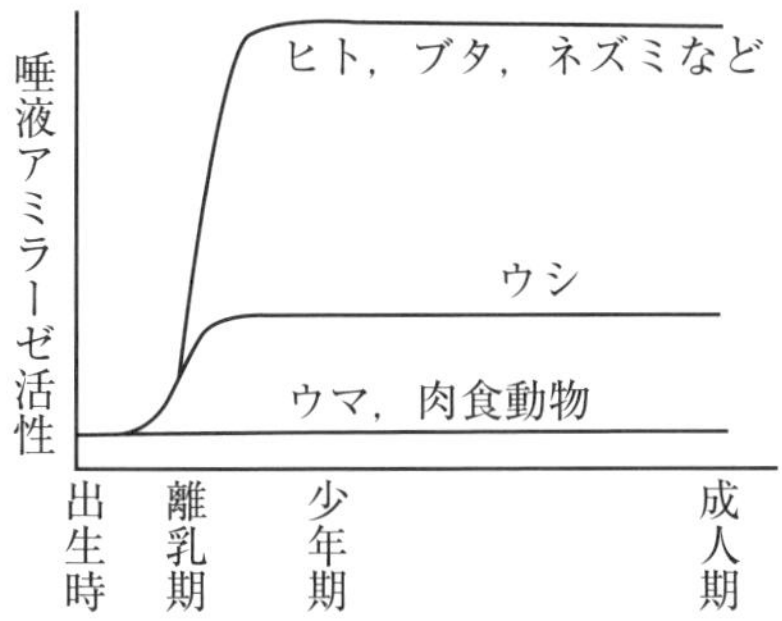

唾液アミラーゼ活性の強さはデンプン要求性の強さを表す

図 2-7　哺乳動物の唾液中のデンプン消化酵素の経年変化（島田彰夫著『動物としてのヒトを見つめる』農文協より）

図2－7の哺乳類の唾液中のデンプン消化酵素の経年変化をみると、ウマや肉食動物は生涯にわたって出ません。ヒト、ブタ、ネズミなどは、離乳期を過ぎると急に増えて、生涯

にわたって出続けます。このことから、ヒトの食性はデンプンが主食といえます。

そのほかに歯の形、デンプン消化酵素が唾液腺とすい臓からダブルで出ていること、腸の長さ、爪の形、動作がのろい、などから総合的に判断して、ヒトの食性は植物食が中心であると考えられます。つまり、デンプンを食べ始めたチンパンジーが人類になったと思えば、あらゆることにつじつまが合います。

その理想形は玄米植物食で、その特徴はカロリーが低いのに腹もちがよく、食物繊維が豊富でビタミン、ミネラル、ファイトケミカル、糖鎖（15、16ページ参照）など生命維持に重要な役割の微量栄養素が豊富だから、肥満、メタボ、生活習慣病予防にはぴったりなのです。

トピック

玄米植物食の社会的効用

◆食料・環境問題も解決する

世界では、先進国の飽食、肥満、生活習慣病の陰で、貧困地域の子どもを中心に一日三万人が餓死しています。それなのに、先進国は食料の二〇%を廃棄しています。この矛盾を解決する見事な方法が玄米植物食です。肉食では、食肉動物の飼育のために消費される穀物の量は、同じカロリーを得るために直接人間が食べる穀物の量の四～八倍にもなります。食肉動物の飼育のために消費される穀物を直接人間が食べれば、まだ何倍もの人口を養えるわけです。

さらに、今アマゾン川流域の熱帯雨林が大規模に伐採され、広大な大豆畑になっています。それを各国が争って輸入し家畜を育てているわけですが、そのカロリーは直接人間が大豆を食べるより何分の一にも減ってしまいます。また、熱帯雨林は二酸化炭素を吸って酸素を吐き出して、地球の温暖化を防ぐ貴重な環境の一つですが、世界中が豊かになると決まって肉食化が進むため、熱帯雨林は急速に減っていきます。

したがって、地球の温暖化は加速し、大気の飽和濃度が上がって空気中に保有される水分が増えるため、雨が少なくなります。現在でも、予想を超えるスピードで砂漠化が進んでいるので、水不足による食料減産は必至です。そうなると、現在、日本の食糧自給率は三九％ですが、石油が輸入できないとしたら農漁業は手作業になり、自給率は数％になるといわれているので、それが大変心配です。こういう状況のなかでは、家畜を介在させると食糧の大変なロスが出ますから、太陽エネルギーが光合成で直接食物に変換された植物食にするのが最も合理的なのです。

◆鳥インフルエンザの流行を防ぐ

狂牛病（BSE）、スクレイピー（羊海綿状脳症）、クロイツフェルト・ヤコブ病（人間の狂牛病）、エイズ、サーズ、鳥インフルエンザや未知のウイルスなどは、今のところ動物どうしの感染に限られています。それは、動物の細胞どうしは似ているので、異種間の動物でもウイルスの感染を受けやすいからです。

鳥インフルエンザウイルスなどは、一昔前までは、鳥から一度ブタに感染し、そこでウイルスが遺伝子を少し変化させてから、人間に感染していたのです。しかし最近は、鳥から直接人間に感染できる能力ばかりでなく、人から人へ感染する能力をも獲得しました。専門家の間では、近い将来、新型ウイルスが世界的に流行して一億人が死亡すると予想しています。まずは免疫力を上げておくことです。

さて、鳥インフルエンザウイルスの感染ルートには、おもに流通経路がありますが、そこへ野鳥も絡んでくると、鳥はブタと違い隔離ができず、世界中を自由に移動できるから、空中に散布された生物兵器と同じようなもので、その危険性ははるかに大きいのです。ウイルスの感染力がここまで進化する前に、動物を料理したり食べたりして密接な接触をしないことが重要なのです。

一方、植物がもっているウイルスは、あまりにも異なる人間の細胞には今のところ直接感染する能力はないようです（いつか、その能力をもつ日がこないとも限りませんが……）。ウイルスの感染を防ぐためにも、肉食はやめて玄米植物食にすることが大切です。

また、私たちはなんらかの生命を奪って食料にしているわけですが、基本的に生きものを殺すという行為は気持ちのよいものではありません。とくに、より人間に近い動物ほど抵抗を感じるのがふつうだと思います。でも、クジラはだめで魚やウシやニワトリは食べてよいという基準はよくわかりません。自分の手でウシやブタを殺して料理するとしたら、いくら肉好きの人でも平気ではないと思います。したがって、こういう観点からも動物食はあまりすすめられません。

5 運動もウエイト・ロスの主役だが……

1 運動だけのウエイト・ロスは非効率でお金もかかる（図2－8）

(1) ケーキ一個のカロリーは「一時間半の歩行＋腹筋・腕立て伏せ一〇〇回ずつ」

安静にした状態で、ただ生きているだけに必要なカロリーを基礎代謝量といいますが、体重六〇キロの青年男子で一日一四〇〇キロカロリーくらいです。卓上業務などの軽作業の消費カロリーは八時間で四〇〇キロカロリー前後です。このカロリーは、大きめのあんパン一個分（三〇〇キロカロリー）にしかなりません。したがって、現代人の一日のトータル消費カロリーは、基礎代謝量に毛が生えた程度と思えばいいのです。

人間のエネルギー効率はすぐれていますから、ほんのちょっと余分に食べただけで肥ってしまうのです。ですから、運動で脂肪を減らす努力の前に食事をほんの少し減らすことのほうが大切です。たとえば、ケーキ一個を食べて運動でそれを消費するには、一時間半のウオーキングと、腹筋と腕立て伏せを一〇〇回ずつやって、はじめて完全に消費されます。また、ギョウザを一個パクリと食べたら、縄跳びを一〇分間やらなければいけません。運動だけのウエイト・ロスは、はなはだ非効率なわけです。

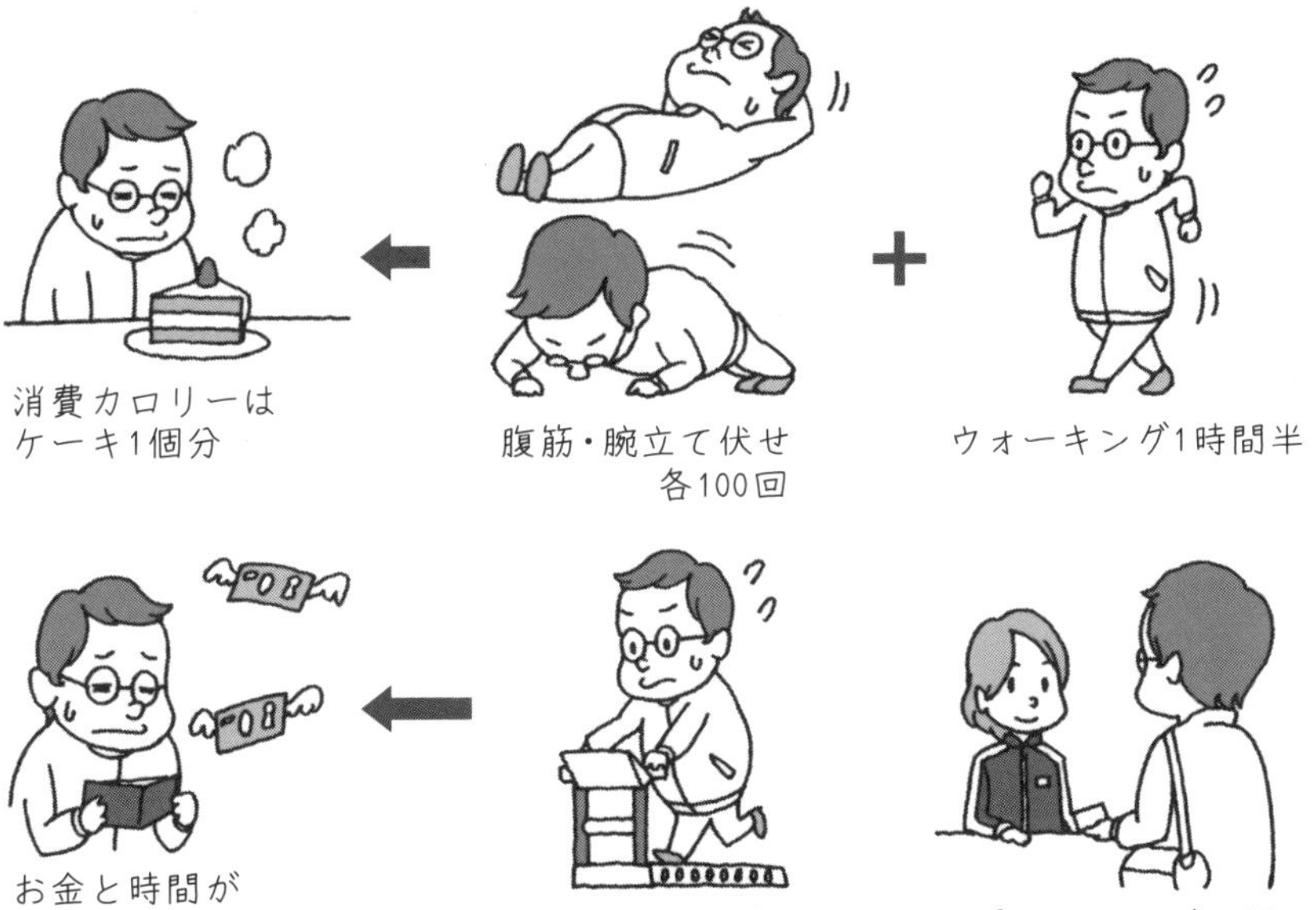

図 2-8　運動だけのウエイト・ロスは非効率

(2) 運動のみの減量はお金と時間がかかる

食べすぎで肥満した結果、今度はそれを解消するために運動して、必死でやせる努力をしている人がいますが、自然界にはわざわざやせるために運動している動物は一匹もいません。趣味や本当に好きでやっている人を除いて、運動を長く続けられる人はまれです。一～二年は続いても、一〇～二〇年あるいは生涯にわたって続けられる人はきわめて少ないです。

また、食べすぎれば食費に余分なお金がかかります。ましてて、ご馳走となればなおのことです。今度はやせるために、スポーツクラブや運動器具にお金と時間を使います。

このように、運動のみで減量をするのは合理的ではありません。

2　筋肉の退化でカロリー消費が減少

エネルギー消費の主役は人類最大の組織である筋肉ですが、近年、文明の発達により日々の生活のなかで筋肉を使う必要が少なくなり、ほっそりと退化してしまいました。持つものは茶碗と箸くらいで重いものは持たない、仕事といえばパソコンのキーボードを押す程度、ほとんど歩かない、という生活をしているので、筋肉がカロリーを消費しにくくなりました。それに、筋肉が退化すると基礎代謝量が減ります。それなのに、食事の量は変わらず、内容は高カロリーになっているので、ますます減量しにくい体になるのです。

3　運動は両刃の剣――やりすぎは禁物

筋肉の退化に対する対策は、筋肉量を増やすことです。筋肉は何歳になっても使えば必ず発達して太くなりますし、トレーニング中はカロリーを消費しますから、体重を落とすためには運動を適度に取り入れるべきです。しかし、そのさいやりすぎて体を壊している人が多いので、決して体を壊さない範囲内にとどめるということが大切です。とくに、中年以降の女性で肥満体の人は、膝関節などを傷めやすいので注意したいものです。また、すでに足、腰、首、肩腕などの運動器に故障をもっている人は、痛みを誘発する動作や姿勢は禁物です。

痛みは危険を知らせる信号ですから、我慢して運動していれば必ず悪化します。人間以外の動物は本能で判断するから痛いことはしません。大脳の発達した人間だけが、少しは痛みを我慢して動かしたほうが、やがて痛みを乗り越えて治る時期がくるのではないか、あるいは高齢者は我慢してでも動かないと、いずれは寝たきりになってしまうのではないか、などとときどき間違ってしまうのです。三六億年の歴史のある本能が判断する「痛いことはしない」ことが正しいのですから、我慢して運動するのはやめましょう。

運動は適度に行なうことが望まれますが、その基準は生涯無事に過ごせることを目標に置くということになります。具体的には、「痛みが出ない範囲内にとどめておくこと。もし痛みが出たらすぐに安静にして、治るまで痛いことをしない」というのが鉄則です。膝の関節などは一度壊れると非常に治りにくく、場合によってはどんどん変形と痛みが進行していき、晩年に向かって障害者になる人もいます。残念ながらこのことは、本当に壊して悩み苦しんでみないとわからないことが多く、またそれがわかっ

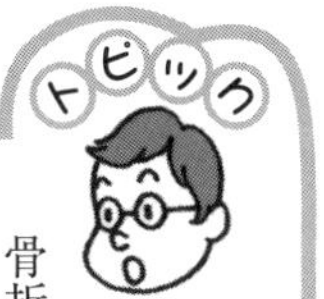

使わない組織は必ず退化するが、使いすぎると壊す

骨折してギプスをつけて全く使わないでいると、その筋力は急速に退化して三週間で半分になるといわれます。これは使わないために退化するので廃用性委縮といいますが、筋肉に限らずあらゆる組織がこの法則に支配されています。

今の子どもたちは、歯とあごが小さくなって、八重歯、乱杭歯《らんぐいば》が出たり、親不知歯が横に出たり、永久歯が出なかったりするトラブルが多くなっています。これらは明らかに退化のしるしです。本来は、出にくい母乳を一所懸命に吸うことで口のまわりの筋肉が発達し、離乳期以後の適度にかたいものをしっかり噛むことであごが発達するわけですが、吸うのに楽なミルクや、やわらかくて消化の早いものばかり食べていると、口、あごから胃腸まで消化管全体が退化してきます。噛む力の優劣は動物の世界では生存競争に直結します。最近の子どもたちは根本的な生命力が弱いように感じます。

洞窟に適応した魚や虫は光がないので目が退化して失われているように、使わなければ組織は退化しますが、使いすぎると壊します。運動選手が膝や肩などを壊すのがその例で、使いすぎ症候群（オーバーユース・シンドローム）という病名や、職業病というよび方もあります。

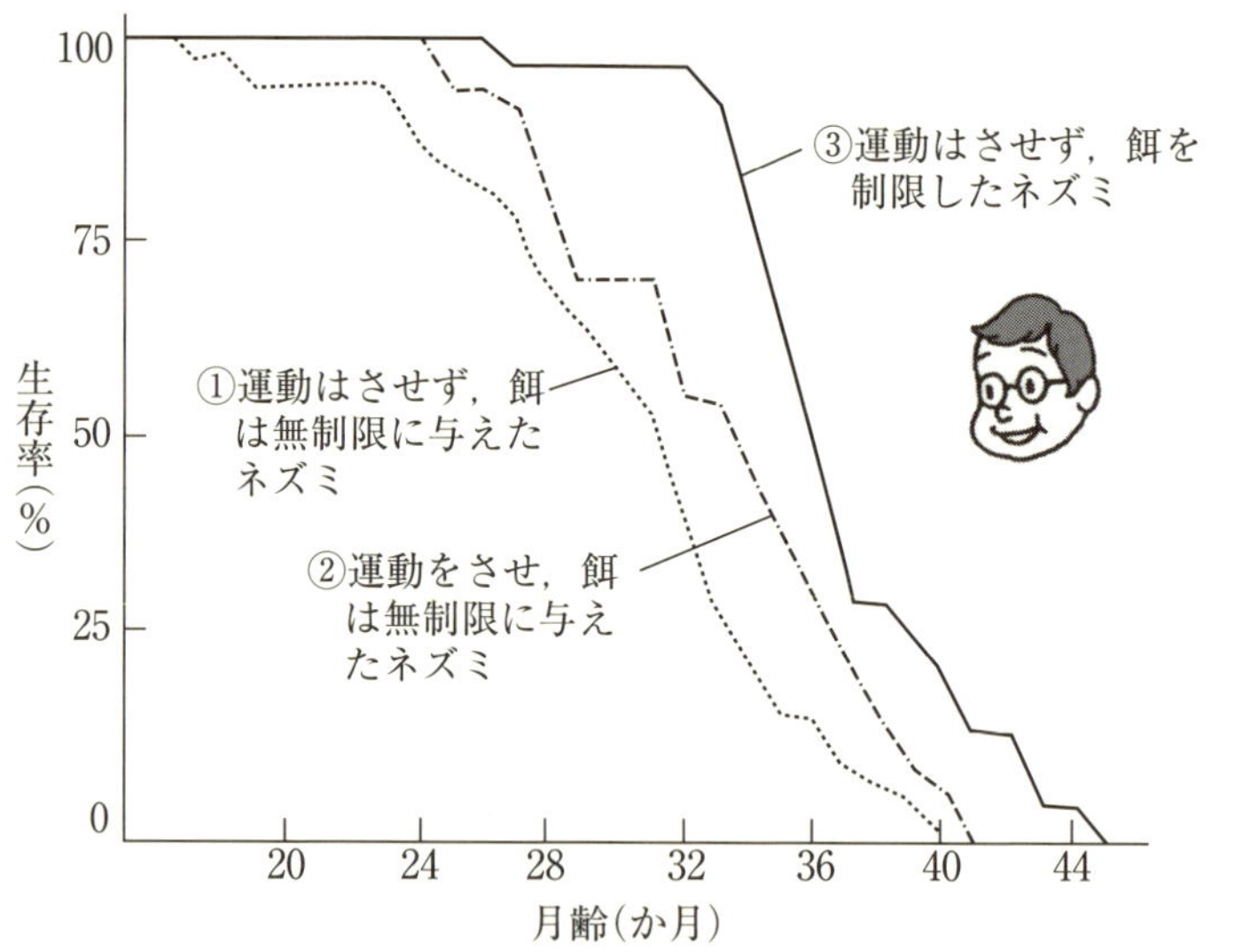

図 2-9　平均寿命を延ばすには，運動よりもダイエットのほうが効果的

（加藤邦彦）

たときは遅いという傾向があります。

実際に、糖尿病の人が運動したら膝を傷めたという例が結構多くみられます。そういう人こそ、食事を玄米植物食に切り替えれば低カロリーですから、無理に運動をしないでも減量と糖尿病の改善が自然に行なわれます。

4　寿命を延ばすには運動よりもダイエットが有利

ネズミを、①運動はさせず、餌は無制限に与えたグループ、②運動をさせ、餌を無制限に与えたグループ、③運動はさせず、餌を制限したグループ、に分けて実験したら、いちばん長生きしたのは③のグループでした（図2－9）。この実験によって、長寿のためには運動は絶対ではなく、少食が長寿のカギを握っていることがわかります。

また、東海大学医学部、田爪生気講師のマウスの実験でも、食事量を八〇％に落としたグループが一・六倍も長生きしています。したがって、「寿命を決定するいちばんの条件は食事にある」といってよいでしょう。つまり、寿命を延ばすには運動よりもダイエットが有利といえます。

5　筋収縮におけるエネルギー燃焼のメカニズム

筋肉には、平滑筋、心筋、骨格筋、の三種があり、筋線維が収縮することで仕事をしてカロリーを消費します。そのさい、熱を発生します。筋収縮に用いられるエネルギーは、アデノシン三リン酸（ＡＴＰ）が、アデノシン二リン酸（ＡＤＰ）と無機リン酸に分解するときに発生するエネルギーです。ＡＴＰは主として糖質と脂質から供給されます。

強度の高い運動では糖質が主たるエネルギー源となります。運動強度が低くなるにつれて脂質の割合が増えます。また、運動が持続するほど脂質消費のウエイトが高まります。

ＡＴＰを再合成する系に（Ａ）ＡＴＰ－クレアチンリン酸系、（Ｂ）解糖系、（Ｃ）有酸素系の三つがあります。

ＡＴＰ－クレアチンリン酸系は、クレアチンリン酸がクレアチンとリン酸に分解するとき高エネルギーを出します。酸素を必要としない短時間の運動ではたらきます。

解糖系は、グリコーゲンやブドウ糖が乳酸に分解される過程で、ＡＴＰが再合成されます。解糖系の反応が速すぎると、ピルビン酸（脚気の原因物質）の一部は乳酸

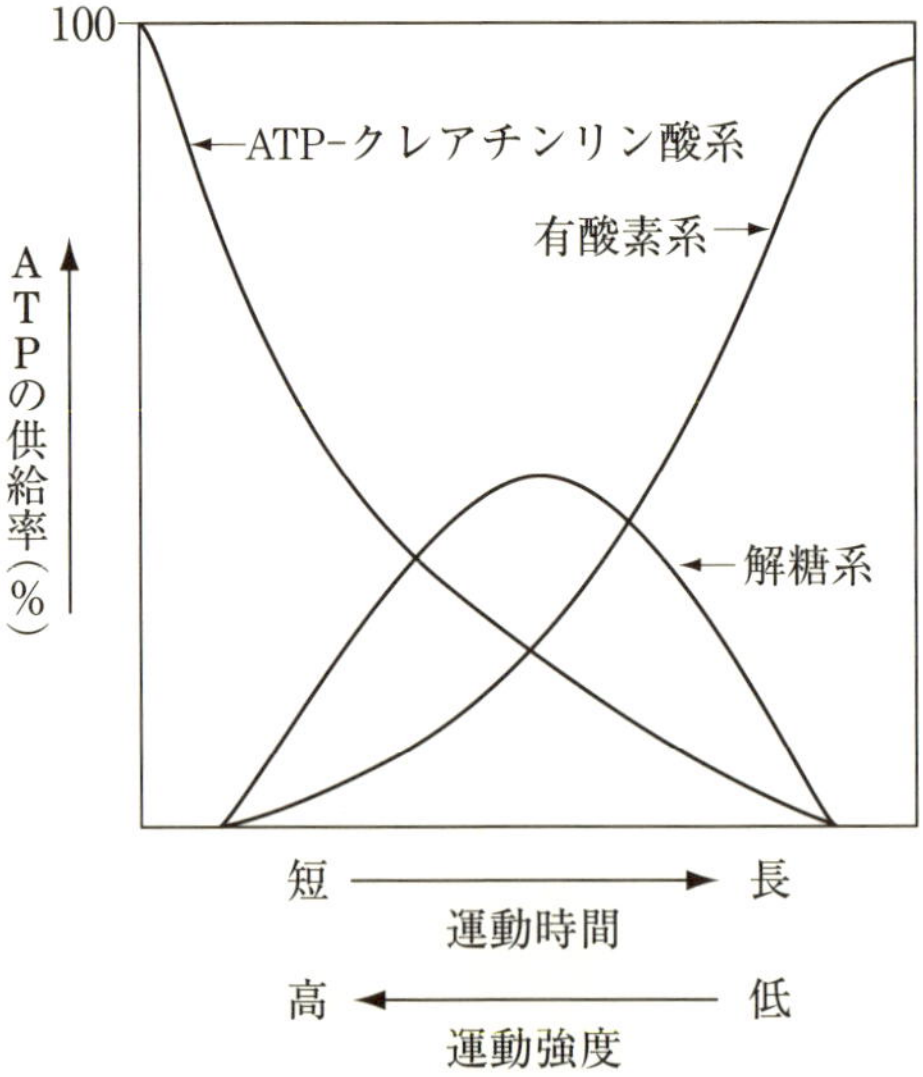

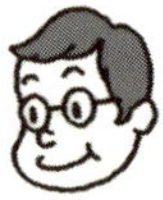

図 2-10　運動時間・強度とエネルギーの関係
（勝田茂編『入門運動生理学』杏林書院）

表 2-3　運動の強度・時間で変わるエネルギー供給系

運動時間	主たるエネルギー供給系	スポーツ種目の例
30 秒以内	ATP－クレアチンリン酸系	砲丸投げ，100 ～ 200m 走，盗塁，ゴルフやテニスのスイング，50m 競泳，フットボールのランニングプレイ，サッカーのゴールキーパー
30 秒～ 1 分 30 秒	ATP－クレアチンリン酸系と解糖系	400m 走，500 ～ 1000m スピードスケート，100m 競泳
1 分 30 秒～ 3 分	解糖系と有酸素系	800m 走，200m 競泳，体操種目，ボクシング，レスリング
3 分以上	有酸素系	球技系種目，1500 ～ 10000m 走，マラソン，400 ～ 1500m 競泳，クロスカントリースキー，自転車ロードレース，トライアスロン

（疲労物質）に変換されます。

有酸素系は、細胞のミトコンドリア内のＴＣＡサイクル（クレブス回路）で発生した水素から、電子を受け取ってＡＴＰを再合成します。この反応は、ミトコンドリア内で酸素を用いて進行します。

ＡＴＰの供給速度は（Ａ）（Ｂ）（Ｃ）の順で高く、供給時間は（Ｃ）（Ｂ）（Ａ）の順で長くなります（図２－10）。（Ａ）と（Ｂ）では酸素を必要としません。解糖系では反応の最終過程で筋疲労物質である乳酸が生じます。これらの特性は運動の目的によって方法に工夫があります。参考として表２－３に、運動時間で変わるエネルギー供給系を、スポーツ種目を例に示しておきます。

6　脂肪燃焼に有効な運動の方法

運動時、骨格筋のエネルギー消費量は数倍から数十倍に高まり、糖質と脂質がおもなエネルギー源となります。その割合は一定ではなく、運動強度により変化します。数十秒以内の強度の高い運動では、脂質はほとんど用いられず、糖質が唯一のエネルギー源となります。一方、運動強度が低くなるにつれて、脂質の役割が大きくなります（図２－11）。

歩行の例では、開始直後は糖質が主で、継続とともに脂質の寄与率が大きくなります。その分岐点は二〇分前後です（図２－12）。したがって、散歩などは二〇分過ぎから脂肪の分解が高まるということがわかります。しかし、二〇分以内の運動は意味が

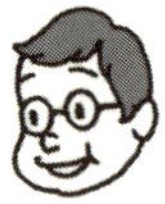

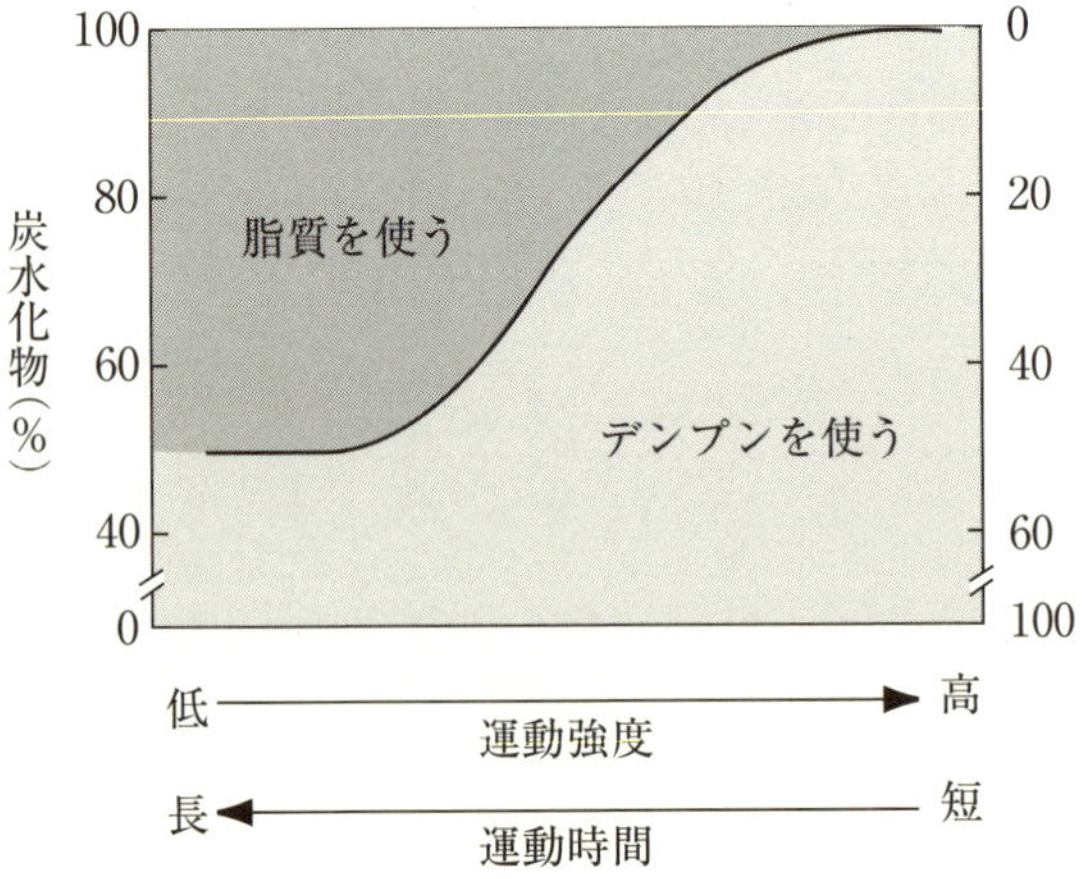

図 2-11　運動強度とエネルギー供給源

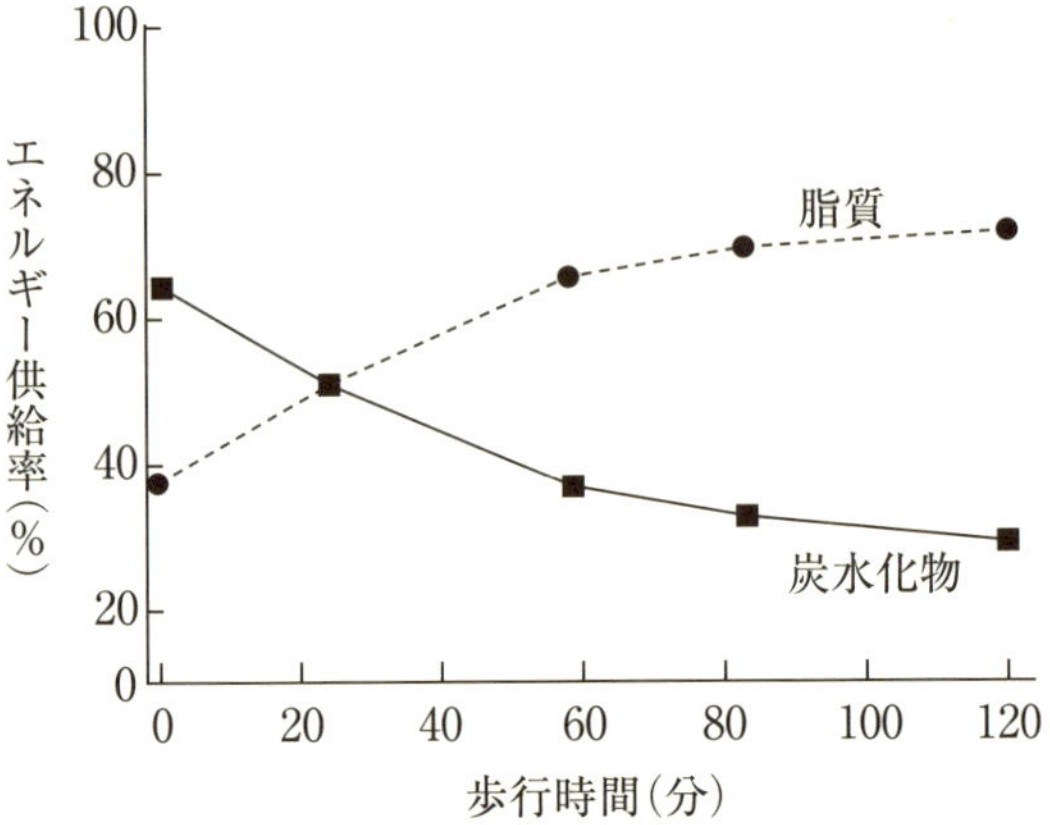

図 2-12　歩行時間にともなうエネルギー供給源の変化

ないのかというと、そうではなく、血中ブドウ糖と筋や肝臓のグリコーゲンはその分減っているので、運動後食べなければ、脂肪からそちらに補てんされて確実に脂肪は減りますから、決して無駄にはなりません。

6 やせたいのにやせられないのはなぜ
――ウエイト・ロス成功のカギ

1　ライフスタイルを切り替える意識改革

ウエイト・ロスは、はじめに決心ありきです。たとえば通勤時に、駅などでエスカレーターをやめて階段を昇る、ビルなどでエレベーターに乗らずに階段を使う、一駅手前で降りて歩く、などライフスタイルを切り替える意識改革がいちばん重要です。さらに低カロリー食の玄米植物食を組み合わせれば、効果は絶大です。どうしても食事の質を変えられない人は、一口か二口減らすだけでも半年、一年ではっきり効果が出ますので、根気よく続けることです。

どんなことにも通じることですが、早飲み込みで始めたことは、ちょっとした困難にあうと続けられなくなるものです。とくに、玄米食については、もともとかたい、まずい、貧乏というイメージがあり、気が進まないものですからなおさらです。

昨今、新しい栄養学が発達して、微量栄養素に注目が集まっています。すなわち、ビタミン、ミネラル、食物繊維、ファイトケミカル、酵素、糖鎖などです。今まで長い間カロリー栄養学が支配していましたが、これだけガンをはじめ生活習慣病が増えたからには、今までの栄養学は完全に時代遅れといわざるを得ません。

生活習慣病の主要因は「食」にあることが社会的なコンセンサスになった今、これまで体制にあぐらをかいて濡れ手に粟だった医療業界は、社会のニーズに全く応えられていません。そこで、世界の共通認識である、新しい栄養学や予防医療を推進する医療制度づくりが必要です。

たとえば、予防をめざした新しい食育を幼児から老人まで全世代を巻き込んで、国主導で栄養講座と料理実習を繰り返し行なえば、かなり短期間で理解が得られ、国民の意識が変わると思います。現に、アメリカでは一日五皿運動（野菜と果物を一日五皿摂る）を官民あげて実施したところ、ガンが減るなどたちまち効果が現われています。

2　生活習慣を正しくリセットする

(1) 常識は一度疑ってみる

肥満が人類だけに発生するのは、大脳が間違った知識をつくり上げ、本能の判断を狂わせているからにほかなりません。私たちは白米を食べるのを常識として育ち、肉や卵、牛乳などは栄養の王様だと思い込まされてきました。しかし、よく考えると人類は肉食獣ではないし、離乳期を過ぎて、まして大人になってからも牛乳を飲んでいるのは、四五〇〇種の哺乳類中、人類のみであり、それが間違いと気づくべきだったのです。

ヨーロッパは寒さのために作物が豊富ではなく、ヨーロッパ原産種も他地域より少ないという事実があります。とくに、夏草の稲には降雨量と気温が足りず、つくりたくてもつくれません。そこで、冬草の麦をつくり、草しかないのでウシやヒツジを利用するしか生きる方法がなかったのです。なんでもつくれる気候の日本が、酪農をまねする必要はなかったのです。

人は、その土地の産物に長い年数をかけて適応してきています。日本では稲は栽培しやすく、効率のよい作物です。また、玄米は栄養バランスのよいすぐれた主食です。だから、日本人には玄米が体質に合っているわけです。このような考え方を、食養の開祖、石塚左玄は「風土食論」といっています。

常識は一度疑ってみるべきです。私たちは生まれた直後から常に親や周囲から、いろいろな場面で、よいにつけわるいにつけマインドコントロールを受け続けています。本人はそうであることには気づかないで、間違ったことでも強烈に思い込んでしまうことが実にやっかいなのです。ほとんどの人は、親の影響をいちばん受けて、全部とはいわないまでも生涯にわたってその影響をもち続けます。

（2）生活習慣病は「食伝」

食習慣もその中にはいります。私たちの塩からい、甘いなどの味覚や、食物の好みなどは、育った家庭の癖を背負い込みます。「糖尿病の家系だから糖尿病になってもしかたない」などとよく耳にしますが、それは間違っています。生活習慣病には遺伝の要素はあまり大きくはなく、食習慣が似ているから親と同じような病気になりやすいのです。これを遺伝といわず「食伝」とよびます。

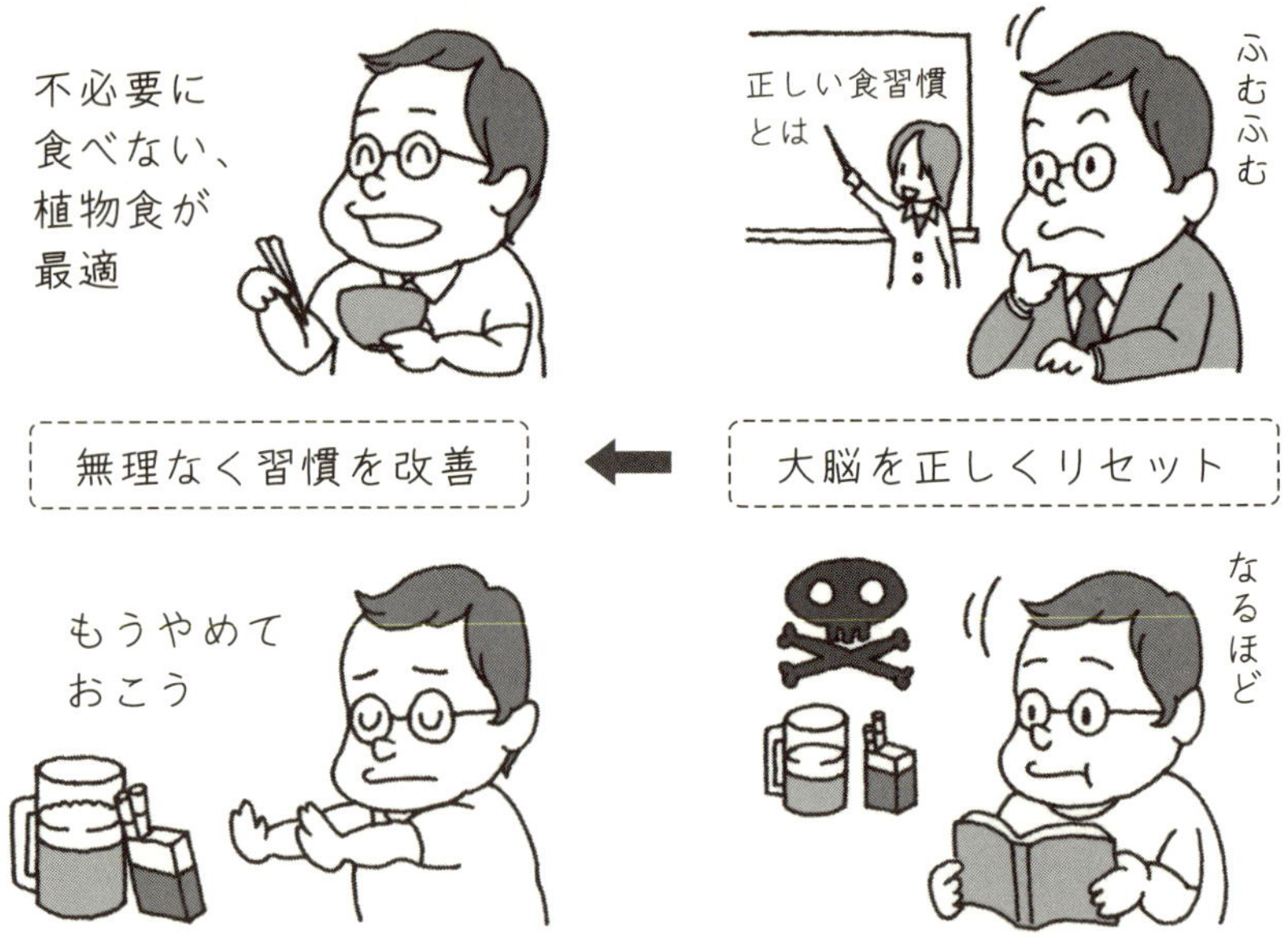

図 2-13　大脳を正しくリセットすれば生活習慣が改善される

(3) 大脳を正しくリセットすれば、食習慣は改善される（図2－13）

大脳に一度刷り込まれると、それを解除してリセットするのに大変なエネルギーが必要です。食に対する間違った習慣のもとは大脳にありますから、大脳をリセットして、正しい食習慣を理論的によく理解する必要があります。つまり、正しいマインドコントロールをしっかり身につければ、我慢しなくても不必要に食べなくなり、食習慣も改善されます。要は、本来、人類に最適な食物は植物性食品が中心であることをよく理解することです。

では、社会がなぜそうなっていないのかといえば、生まれてからこの方、ほとんどの人が家庭や学校、職場などで正しい食育を受けていないのです。そういうチャンスが設定されていないのですから、相当賢い人でも生涯にわたって気づかない場合が多いのです。だから、テレビの食べ物番組で、うまいかまずいか、どれだけ高級か、あるいは見た目などの基準で、おもしろおかしく放映されているのです。雑誌、はたまた料理本までも、そんな角度から書かれているものがたくさんあります。本来の人間の健康という目的からは、食はますます遠くなってしまいます。そういう意味で、マスコミの果たす役割は大変重要です。

（4）酒やタバコも大脳をリセットすればやめられる

酒やタバコなども間違ったマインドコントロールの典型です。大人がうまそうにやって見せているから、まねをするだけなのです。見ても聞いてもいないことについては知らないのですから、やってみたいと思うはずもありません。そして、これらは習慣としてしっかり身についてしまうから、実にやっかいなのです。

しかし、酒、タバコがなぜいけないか、自分はどうして飲んだり吸ったりしてしまうのか、など深層心理のところから分析をしていくと、飲んだり吸ったりする必要がなくなります。大脳が正しくリセットされ理解すれば、平気でやめられるのです。酒、タバコは本来、人類に必要な栄養素としてあるわけではありません。しかも、はじめはうまいどころか気持ちわるくなったり吐いたりして、とっても嫌なものだったはずです。それらの症状は体が拒否している反応で、それを無理に練習して習慣化してきたわけです。このように習慣は遺伝するという意味で、親や大人など周囲の役割は重要です。

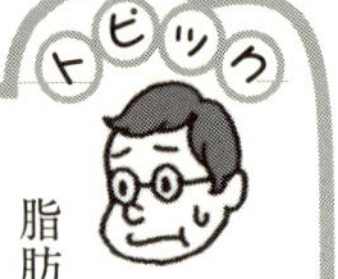

褐色脂肪細胞が少ない人は減量しにくい

脂肪細胞は成人で約三〇〇億個あるといわれていて、その大きさを何倍にも膨張させることができます。そして、他の細胞と違うことは、生育の過程で一度数が増えると生涯その数が減らないことです。脂肪細胞には白色脂肪細胞と褐色脂肪細胞があります。

◆脂肪をたくわえる白色脂肪細胞

白色脂肪細胞は全身に分布していて、過剰なエネルギーを中性脂肪としてたくわえます。同時に内臓や腸間膜にも付着して、わるいホルモンを分泌します。白色脂肪細胞のおもな増殖時期は妊娠末期と乳児期、思春期の三回です。この時期にカロリー摂取が多いと、脂肪細胞の数が増えて肥りやすい体質になりますので、母親が妊娠中に過食したり、乳児期や思春期に肥ったりしている人は、成人してもそのまま肥満が継続しやすいのです。

◆カロリーを消費する褐色脂肪細胞

褐色脂肪細胞は全脂肪細胞の一％しかなく、頸のまわり、脇の下、肩甲骨のまわり、心臓のまわり、腎臓のまわりの五か所に分布しています。文字どおり褐色をしていて、体温維持のため脂肪を熱に変えて消費する作用があります。つまり、褐色脂肪細胞は脂肪をため込む白色脂肪細胞とは正反対の作用をします。幼児期に一〇〇グラムあったものが成人では四〇グラムに減ってしまうので、年をとると代謝が低下して肥りやすい体になるのです。なお、幼児期に褐色脂肪細胞が多いのは、自分で運動できないので体温維持やカロリー消費の手段のためといわれています。

褐色脂肪細胞の活性化度は遺伝子に左右され、日本人の三〇％はこの遺伝子に変異があるといわれています。また、活性化している人の場合は、熱産生能力が高く、基礎代謝量が二〇〇カロリー多いといわれています。それは、褐色脂肪細胞のミトコンドリアが白色脂肪細胞に対して一〇〇〇倍も多いからです。ミトコンドリアはすべての細胞に存在し、ブドウ糖や脂肪、タンパクから全身の活動に必要なエネルギーをつくります。

したがって、褐色脂肪細胞が少なく、その活性度も低い人は、食事を減らしても体重は減りにくいことになります。もしそうであっても、それらによる差を乗り越えて、肥満に対する影響力が最も大きい食事と、次に大きい運動でコントロールすればよいのです。

なお、褐色脂肪細胞を活性化させる方法には、寒冷刺激を加える、昼夜の活動のメリハリをはっきりさせる（自律神経の刺激）などがあります。

7　ウエイト・ロスは生活習慣病を予防・改善

1　ガンの予防・改善

(1) ガンは自分で防げる病気

わが国では、四十歳以上の死亡原因の半分近くはガンという統計があります。つまり、夫婦のどちらかがガンになる確率です。ガンは遺伝の影響がきわめて少なく、食事の不適、肥満、タバコ、酒、ストレス、ウイルス感染、炎症、環境汚染物質など、ガンの誘発因子はたくさんあります。そのなかでも、ガンの原因は食事三五％、タバコ三〇％、アルコール五％という報告があります。このことから、ガンこそ立派な生活習慣病であり、自己責任病であり、自分で防げる病気といえます。しかし残念ながら、日本では禁煙運動や栄養指導の遅れなどで当分の間増え続けるでしょう。

(2) アデポネクチンのはたらきを促進

内臓脂肪細胞から分泌される善玉のアデポネクチンは、抗動脈硬化、血栓予防、インスリン感受性増加、免疫増加などの作用があります。このなかに抗ガン作用が最近確かめられました。アデポネクチンの量は減量すると増加する性質があります。

したがって、減量することはガンを予防、あるいは改善することにつながります。

（注）カール・サイモントンによって提唱されたもので、ガン細胞がNK細胞に攻撃・分解されていることを強くイメージし、それを上手に絵に描くと、実際に免疫が上がり、ガンが縮小するという治療法。

減量をするさいには、微量栄養素が豊富で低カロリーのゲルソン食事療法（39ページ参照）が最適です。それに、ニンジンジュースや特効的サプリメント、ときに断食、鍼《はり》、サイモントンの精神療法（注）などを組み合わせれば、体重が減るにつれ免疫力が高まってガンが改善されていきます。当院では、この方法で進行ガン、転移ガン、手術後の残留ガンが二二例完治しています。この人たちは肥っていて糖尿病や高血圧症などを合併していましたが、全員が理想体重まで減量するにつれ、ガンとともに合併していた生活習慣病もことごとく改善されました。

（3）体重と連動しているガン——ある乳ガンの症例から

ある乳ガンの興味深い症例を紹介します。

患者は、はじめはゲルソン療法で減量するにつれて、順調にガンも小さくなっていきました。しかし、治療を始めてから三か月後に、ガンがかたくなると同時に大きくもなり始めました。不思議に思って食事や体重を再確認したところ、玄米を一日どんぶり三杯も食べており、体重は四キロも増えていました。そこで、急きょ断食を実施し、その後は食事の量を減らすよう指導したところ、体重の減少とともにガンも再び小さくなり始め、来院時に一一センチ×八センチあった巨大な乳ガンが、五か月で六・五ミリ×六・五ミリに縮小しました。そして、その一か月後完全に消失しました。

この症例は、ガンが体重と連動している典型例です。減量すると脂肪細胞から分泌される善玉アデポネクチンが増えて、その抗ガン作用によってガン細胞が縮小すると思われます。

（4）飢餓状態におけるオートファジーのはたらきと栄養不足の相乗効果

断食や少食で飢餓状態になると、二つの効果が考えられます。一つは、オートファジー（自己貪食、55ページ参照）作用が強くはたらき、余分なものや、前記の症例では乳ガンの細胞から先に分解してしまいます。もう一つは、ガン細胞は分裂が速いため栄養をたくさん必要とするので、飢餓時のダメージが正常細胞より大きくなります。

これらの相乗効果で免疫力が高まって、ガンが縮小または治癒していくものと思われます。

（5）野菜、果物に含まれる微量栄養素に抗ガン作用

ジャンクフードで肥満が増え、ガンなどの生活習慣病が増えたアメリカでは、官民一体となり、野菜と果物を一日五皿摂ることを国家的運動として強烈に推進した結果、子どもの野菜摂取量は日本を逆転して急速に増え始めています。そして、増え続けていたガンも二〇〇三年から減少に転じています。それは、野菜と果物に含まれる微量栄養素（ビタミン、ミネラル、ファイトケミカル、食物繊維、酵素）には抗ガン作用があるからです。

2　糖尿病の予防・改善

（1）成人後、過食や肥満で発症

糖尿病にはⅠ型（インスリン依存型糖尿病）とⅡ型（インスリン非依存型糖尿病）がありますが、九五％以上がⅡ型糖尿病です。Ⅱ型糖尿病は、質のわるいものを大量

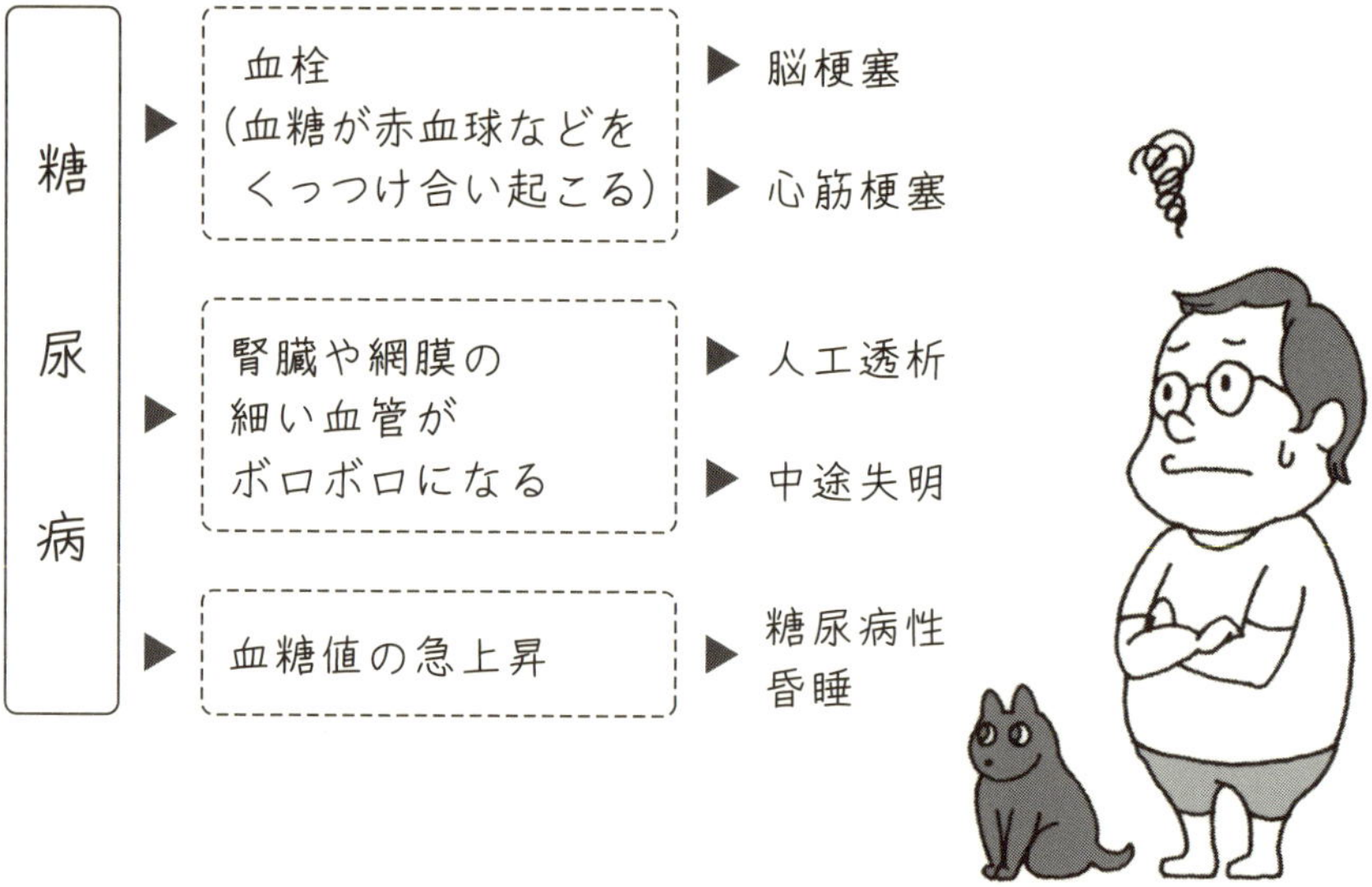

図 2-14　糖尿病は生活習慣病の母体

に食べ続けた結果、インスリンが過剰に使われ、それを生産している細胞が機能低下して、インスリンの生産が追いつかなくなったことが原因でなります。成人後、過食や肥満で発症する糖尿病のほとんどはこのタイプです。糖尿病患者は予備群を含めて全国で約一六二〇万人いて、さらに増加と低年齢化傾向にあります。

（2）糖尿病は各種生活習慣病の発生、悪化の母体（図2－14）

血糖はべとべとしているので、赤血球などをくっつけ合って血栓を引き起こします。その結果、脳梗塞や心筋梗塞、壊疽《えそ》などの合併症を起こしたり、腎臓や網膜の細い血管をボロボロにして人工透析や中途失明の原因になったりします。血糖値が急上昇すると、糖尿病性昏睡をきたし危険です。糖尿病は、はじめは痛くもかゆくもないので、よけいにたちがわるいのです。

糖尿病はいろいろな病気の母体になって、合併症を引き起こす怖い病気です。インスリンのない時代や病気のメカニズムがよくわかっていなかった時代は、発症後平均四年しか生きられなかった死の病だったそうです。

(3) 初期の治療こそ重要

糖尿病初期の境界型は太い血管の動脈硬化を引き起こすということがわかってきましたので、境界型だからまだ大丈夫といって安心してはいられません。しかるに、初期の段階では誰もあわてません。なぜなら、糖尿病の初期は無症状だし、医者は糖尿病になれば予後（末路）が悲惨だということを、熱意をもっていねいに説明しないし、患者は勉強不足だからです。そして、患者は相変わらずでたらめな生活を続け、ついには立派な糖尿病患者になってしまうのです。

初期にしっかり対処すれば、糖尿病ほど治りやすい病気はないのです。さらにいえば、メタボの段階で手を打てばなおよいし、メタボにならなければ最高です。

(4) 減量にはミネラルをしっかり摂る

糖尿病になると、インスリンをつくるときの核となる亜鉛やマグネシウムなどが、糖と一緒に尿として排泄されてしまいます。亜鉛やマグネシウムなどのミネラル（微量栄養素）は、ただでさえ食材のなかに不足しているのに、ますます不足してしまいます。

一般に糖尿病は減量すると軽快しますが、そのさいミネラルが不足したままですと、ちょっと砂糖製品を摂るとたちまち悪化してしまいます。ところが、ミネラルをしっかり摂って減量すると、根本的に治っていきます。

また、インスリンをつくっている、すい臓のランゲルハンス島のベータ細胞は活性

トピック

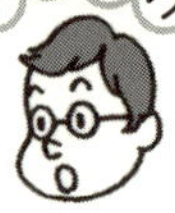

モンゴロイド系のアジア人は糖尿病にかかりやすい

アングロサクソン系はすい臓が丈夫にできていて、かなりの肥満にならないと糖尿病にかかりにくいのですが、日本人やアジア人、アメリカインディアンなどモンゴロイド系は、すい臓のインスリンを出す能力が白人の約半分と劣るため、わずかな肥満で糖尿病になりやすいことがわかってきました（図２－15）。

アジア人には、白人ではめずらしくない二〇〇キロを超える肥満体はそう多くはありません。そこまで肥る前に重病になって、やせるか病気で死んでしまうのです。

アメリカインディアンの祖先は、一～二万年前、アジアのモンゴロイドがベーリング海を渡ってアメリカ大陸に移住したといわれています。そこへ白人が来て、土地を取り上げられ追い出されてしまいました。今になってアメリカ政府はインディアンを保護していますが、インディアンはその保護政策でジャンクフードをたくさん食べるようになったため、大量に糖尿病にかかりました。とくに、ピマインディアンなどは人口の半分が糖尿病で、絶滅が危惧されています。文明食に免疫がない原住民は糖尿病の耐性がないのです。

また、日本人には、脂肪細胞から出るホルモン様物質のうち、やせると増加して生活習慣病を改善する善玉のアディポネクチンが遺伝的に少ない人が四〇％もいて、これも肥満に弱い原因の一つに数えられます。

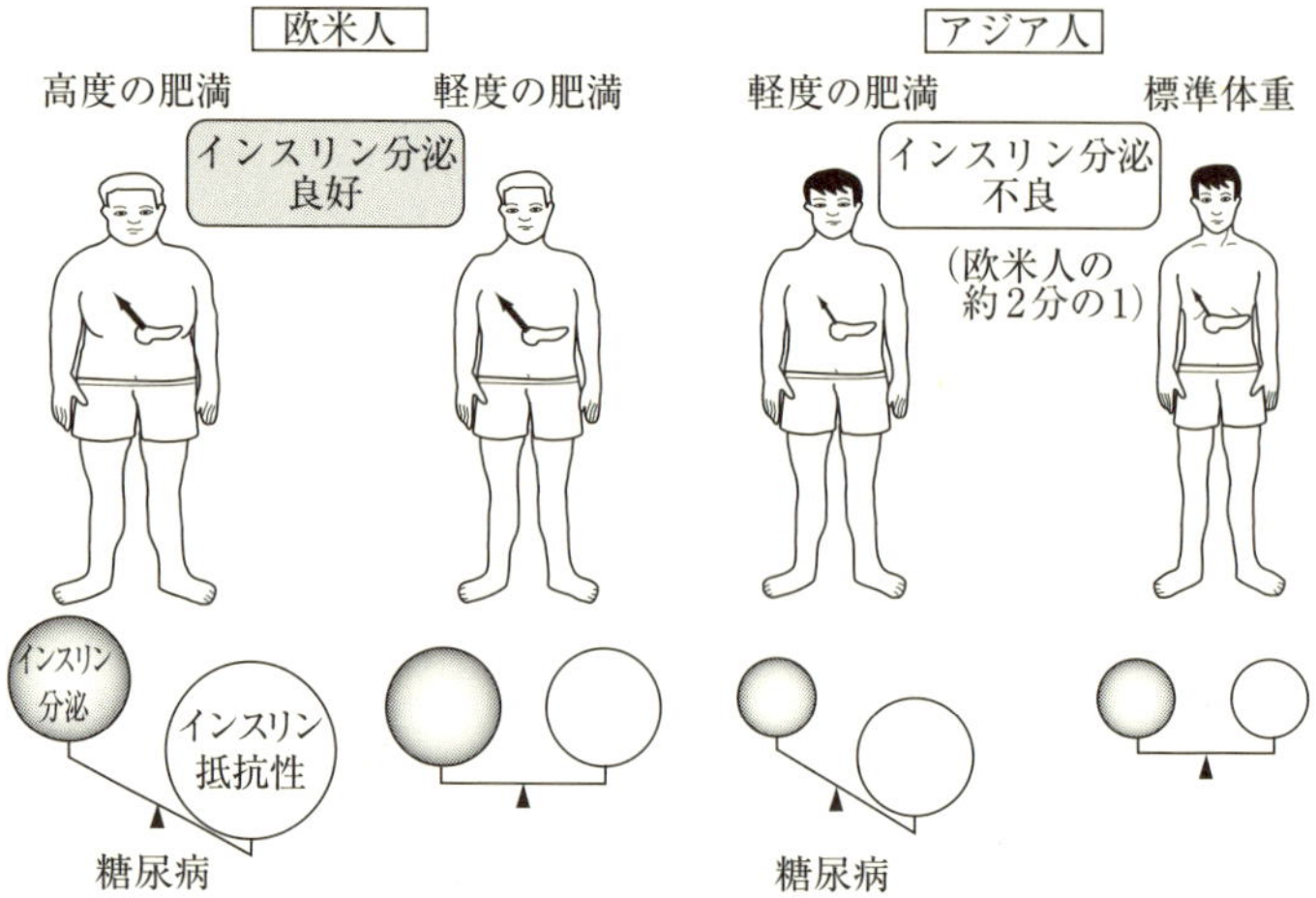

図 2-15　アジア人はすい臓のインスリンを分泌する細胞が弱い
（「Mebio」2004 年 6 月号，メジカルビュー社，記事より）

酸素に弱いといわれています。

したがって、ミネラルが豊富で、抗酸化能力をもった植物性食品の玄米植物食で減量すれば、糖尿病はよく改善されます。

(5) 糖尿病は自己責任病だから自分で治せる代表的な病気

糖尿病は、すい臓の能力以上に食べすぎた結果発生しますから、食べすぎる生活習慣を改めれば自分で治せる自己責任病です。質のよいものを少量食べ、適度に運動すれば、ほとんどの糖尿病は期間の長短はあれ治ってしまうのです。

具体的には、断食、玄米植物食の少食で体重を落とせば、血糖値は急速に改善していきます。ただし、過去二～三か月間の平均的な血糖状態を知るための指標となるヘモグロビンA1c《エイワンシー》(ブドウ糖が結合したヘモグロビンの一種)の値は、すぐには変化せず、一か月ぐらいしてからゆっくり下がっていきます。また、玄米植物食はGI値(吸収の度合い)が小さいため、インスリンの分泌がゆっくりで、しかも量が約五〇%も節約されますから、すい臓に余裕ができて回復するのです。

3　高血圧症の予防・改善

(1) 血圧の上下は血管のかたさと長さ、血液の粘りによる

高血圧には本態性と二次性(続発性)がありますが、ほとんどが本態性です。本態性とはいかにもそれらしき名前ですが、じつは原因不明の高血圧のことなのです。原因不明といっても、必ず原因があるはずです。それが最近少しずつ解明されてきまし

た。

血圧が上がるのは、なんらかの理由で圧力を上げないと全身の各細胞に血液が必要なだけ回らないからです。もし、圧力を上げて血液が回らなければ、その細胞は重大な危機に陥ります。したがって、体は危険を冒しながらも、血圧を上げることでなんとか都合をつけようと努力してくれているのです。

一人の血管の総延長は九万キロメートル(地球二・三周)もあり、立派な臓器です。そして、血管のかたさと長さ、血液の性状(粘り)によって血圧が上下します。

血圧が上がる要因には次のようなものがあります。動脈硬化、ベトベト血液、ホルモンやミネラルのアンバランス、肥満、メタボリックシンドローム、ストレスなどです。これらの条件を回避すれば、生涯予防が可能です。遺伝の問題はしかたないとして、個人のレベルで実行可能で、しかも明らかに血圧を下げる効果のある方法には、次のようなものがあります。

(2) 血圧を下げる方法

①マイナスカロリーで血管の弾力を増し、オートファジー作用を促す

これまでの定説では、「人は生まれたら一方的に動脈硬化が進行するのみ」といわれてきましたが、断食や玄米植物食などでマイナスカロリーを維持すると、血管に再び弾力が戻ってくることがわかってきました。

マイナスカロリーにすると不足分のエネルギーを体内で調達するために、ブドウ糖やグリコーゲン、中性脂肪やさまざまな生活ゴミなどから、過剰なタンパク質や肥大

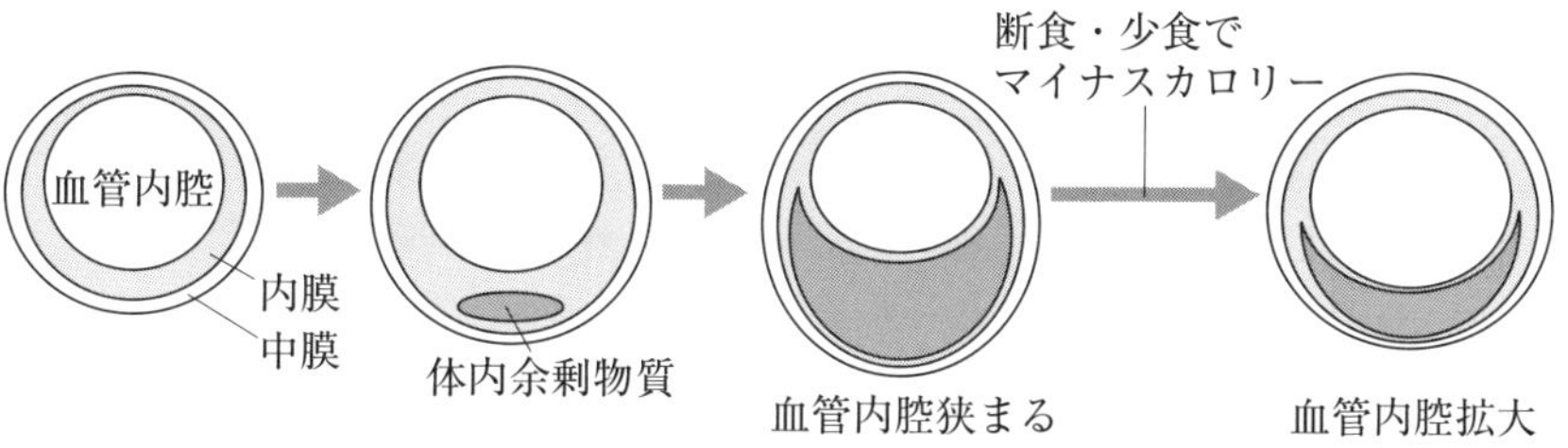

図 2-16　心筋梗塞発症とマイナスカロリーによる改善のメカニズム
（相川眞範・代田浩之「プラークの破綻と安定化のメカニズム」『medicina』Vol.37, No.1, 2000 年をもとに作図）

性疾患（前立腺肥大など）、増殖性疾患（ポリープやガンなど）までもが分解されます。なかでも、動脈にしみ込んだ脂肪類やアテローム（粥状硬化）などにオートファジー作用がはたらいて、どんどん分解消費が進みます。それによって、血管の内腔が広がり（図2－16）、壁の弾力も増してきて血圧が下がるのです。

血液が粘ると、血管を流れるときに抵抗が増えて血圧が上がります。その粘りは、血糖、中性脂肪、コレステロール、血漿タンパク、血中水分などの体内余剰産物により影響を受けます。過食による富栄養化で、これらの濃度が高まり血液がベトベトになると、血圧を上げなければ組織に必要な血液が回らないため、圧力を上げてでも血流を維持しようとします。断食や玄米植物食の少食は、オートファジー作用を促すので、過食による血液中の余剰産物が分解消費されて血液がサラサラになり、血圧を下げるのです。つまり、根本から血圧を下げる最も有効かつ合理的な方法です。

②体重を減量して腹圧を下げ、昇圧ホルモンを抑える

肥ると組織を養う血管も長くなって血圧が上がります。同時に、内臓脂肪で腹圧が高まり持続的に血管を圧迫し続けるから、血圧が上がります。そもそも腹が出るということは、内圧に耐えきれずに表へと出て安全を図った結果なのです。仮に、腹部が頭部と同じように骨で閉鎖されていたとしたら、肥満で腹圧が高まり一気に血圧が高まって、臓器が圧迫されて

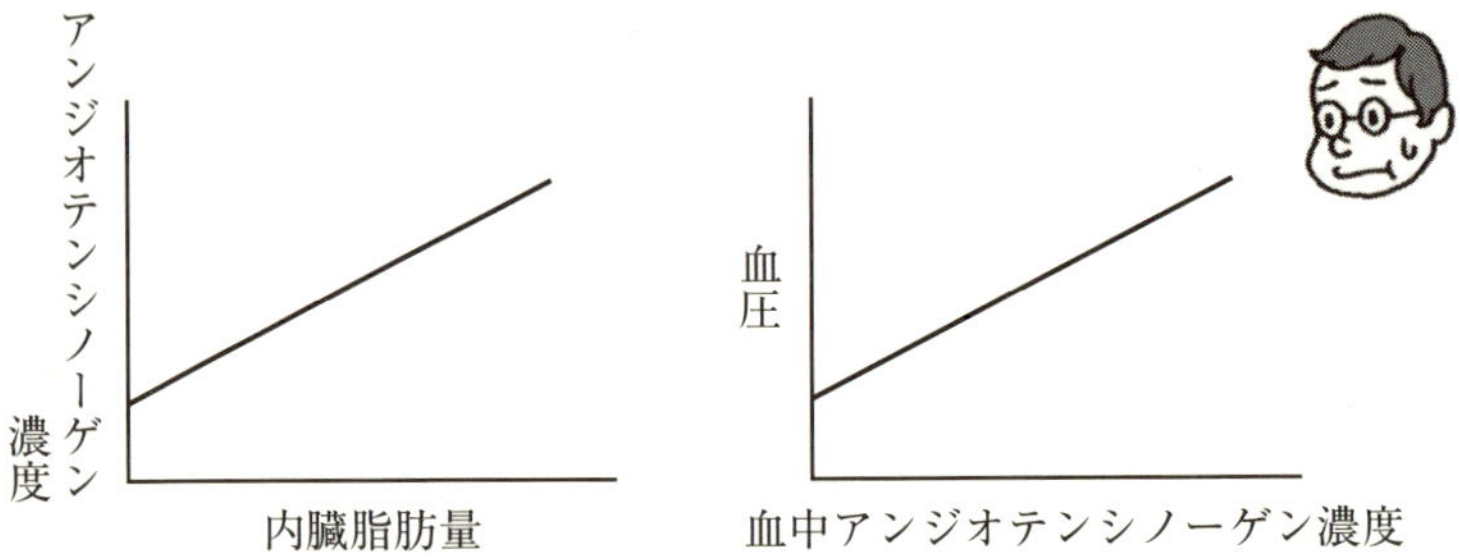

図 2-17　内臓脂肪量と血圧は正比例する

危険になります。そういうわけで、減量して腹圧が下がれば血管や臓器への圧迫が解除されますから、血圧は下がります。

深呼吸すると胸腔が広がり陰圧になって、上下の大静脈から心臓に血液が大量に戻り、血圧は下がります。ところが、肥ると腹圧が高まり横隔膜が胸腔へ押し上げられ胸腔は狭くなるので、胸腔内の圧力が高まり、深い呼吸ができず血圧は上がります。やせることで胸腔が広がって胸腔内圧が下がり静脈血がよく心臓に戻るため、連動して動脈血が引き込まれ血圧は下がります。

内臓脂肪細胞からはいろいろなホルモン様物質が出ていますが、そのなかにアンジオテンシノーゲン（昇圧ホルモン）という悪玉ホルモンがあり、このホルモンが増加した結果、血圧が上がることがわかっています（図2－17）。内臓脂肪型肥満の人たちは、体重を減量すると例外なく血圧が下がります。どんなに肥っていても、わずか数キロの減量ではっきり変化がわかります。さいわい、内臓脂肪はつきやすく落ちやすいという特徴をもっていますから、減量のしがいがあります。

③タバコをやめて血管の収縮や老化を防ぐ

タバコからは、火をつけた段階で四〇〇〇種類の化学物質が発生するといわれています。そのなかには、発ガン物質や動脈硬化促進物質、ベトベト血を誘発する物質が含まれていて、血管の収縮や老化を促進します。また、活性酸素を大量に発生させて、全身いたるところを酸化します。これらにより血圧が上がります。

したがって、血圧を下げるには、すぐにタバコをやめることです。タバコはガンも誘発しますので、吸わないに越したことはありません。

④大肯定の構えを身につけてストレスを減らす

人はストレスを受けると、それに立ち向かうために、副腎髄質からアドレナリン、ノルアドレナリンなどのホルモンを分泌して、血圧を上げて全身に血液を一気に巡らせます。血圧の上がり方はストレスの大きさにほぼ比例しますので、血圧を下げるには、なるべくストレスが小さくなるよう、頻度も少なくなるようにする必要があります。

それには、大肯定の構えを身につけることです。自分のまわりを自分に都合よく変えるのはむずかしいので、今までの環境のままでも大いに結構という大肯定の構えに自分が変われば、ストレスはずいぶん小さくなります。

4　脳血管障害の予防・改善

脳血管障害とは、脳の血管が破れたり詰まったりして脳に酸素や栄養が供給できなくなり、脳が破壊される病気の総称です。かつては脳卒中といえば出血が多かったのですが、飽食の時代を迎えた近年は梗塞が増えています。

出血は、動脈壁が酸化されたり高血圧が長期に持続したりすると血管が劣化して、急に血圧が上がったさいに破裂して起こり、一大事になります。脳の内包というところのレンズ核線状体動脈によく発生します。これより下方で神経が交差しているので、反対側の半身麻痺になります。クモ膜下出血は動脈瘤と動静脈奇形が二大原因です。

脳梗塞は、食べすぎによる血液の富栄養化で血液がベトベトに粘るようになるために、血栓ができやすくなって起こります。血栓は、ＴＩＡといって一過性の脳虚血発作が前触れとしてあることがあります。たとえば、突然手が麻痺して茶碗や箸を落とすことがあっても、数十分後、あるいは一日以内にいつの間にか回復していることがあります。こういうときは、固まりかけた血液が再び溶けて流れ出しているわけです。やがてくる本格的な発作の前触れですから、「一過性で今はなんでもないからまあいいか」などと思わず、血液がサラサラになるように即刻対処するべきです。

脳血管障害は、前項の高血圧症と同じように、動脈硬化を防ぐような生活をして血液をサラサラに保つように心がければ、かなり予防が可能です。

5　狭心症と心筋梗塞の予防・改善

狭心症、心筋梗塞のおもな原因は、肥満とタバコと、ストレスです。まず、タバコをやめ、減量することです。肉や脂肪類（とくにトランス型脂肪酸(注)）をやめて玄米植物食に切り替え、断食と少食を組み合わせます。

次に考え方を変えることです。病気になるほど仕事をやりすぎることは、あまり賢明ではないという自覚をもつことです。そして、「生きるすべては我によし」という大肯定の構えに立つことです。それは絶対的安心の立場に立つともいえます。ふつう、安心というのは相対的安心といって、たとえば病気は嫌だけれど今は健康だからよい、

（注）液体の植物油に水素を添加して固形化したもので、人類が分解しにくいものです。マーガリンやショートニングがそれです。また、油を高温加熱してもできます。自然界では、反すう動物（ヒツジやウシなど）の胃の中で原生動物がつくり出します。製品としては、食パン、ドーナツ、フライドポテト、チーズ、バター、牛乳、牛肉バラなどです。トランス型脂肪酸は心臓疾患の原因となるので、アメリカでは法律で混入は一％以下と定められています。

年を取るのは嫌だけれど今は若いからよい、死ぬのは嫌だけれど今は生きているからよい、などというように、ときによってコロコロ変わるような安心です。このような安心では、あてにならず一生翻弄され続けて終わりです。

絶対的安心というのは、若ければよいけれど年取っても大いに結構、健康ならよいけれど病気でも大いに結構、という大肯定の構えから得られる安心です。この絶対的安心ならば、何事もストレスに成り得ないわけですから、一生行き詰まることはありません。

6　高尿酸血症と痛風の予防・改善

血中尿酸濃度が七mg／dl以上になると、「高尿酸血症」とよばれ、尿酸が結晶化しやすくなります。その結晶が足の親指のつけ根などに沈着して炎症を起こすと、赤く腫れて強烈に痛みます。これが「痛風」の発作です。

尿酸のもとになるプリン体は、細胞の分解産物から八〇%、食べもの由来が二〇%です。肉やモツ、魚、卵、魚卵など酒のおつまみに多く含まれていますから、ふだんからそういうものを好む人で肥っている人が宴会などが重なると、発作が出ます。

プリン体は肝臓で代謝されて尿酸となります。尿酸は腎臓で老廃物となり尿として排泄されるので、尿酸が増えれば腎臓にも負担がかかります。処理しきれなかった尿酸が結晶化して腎臓の中にたまってしまい、ほうっておくと腎不全、さらには尿毒症を起こし、死に至ることもあります。それらを防ぐためには、人工透析を行なわなけ

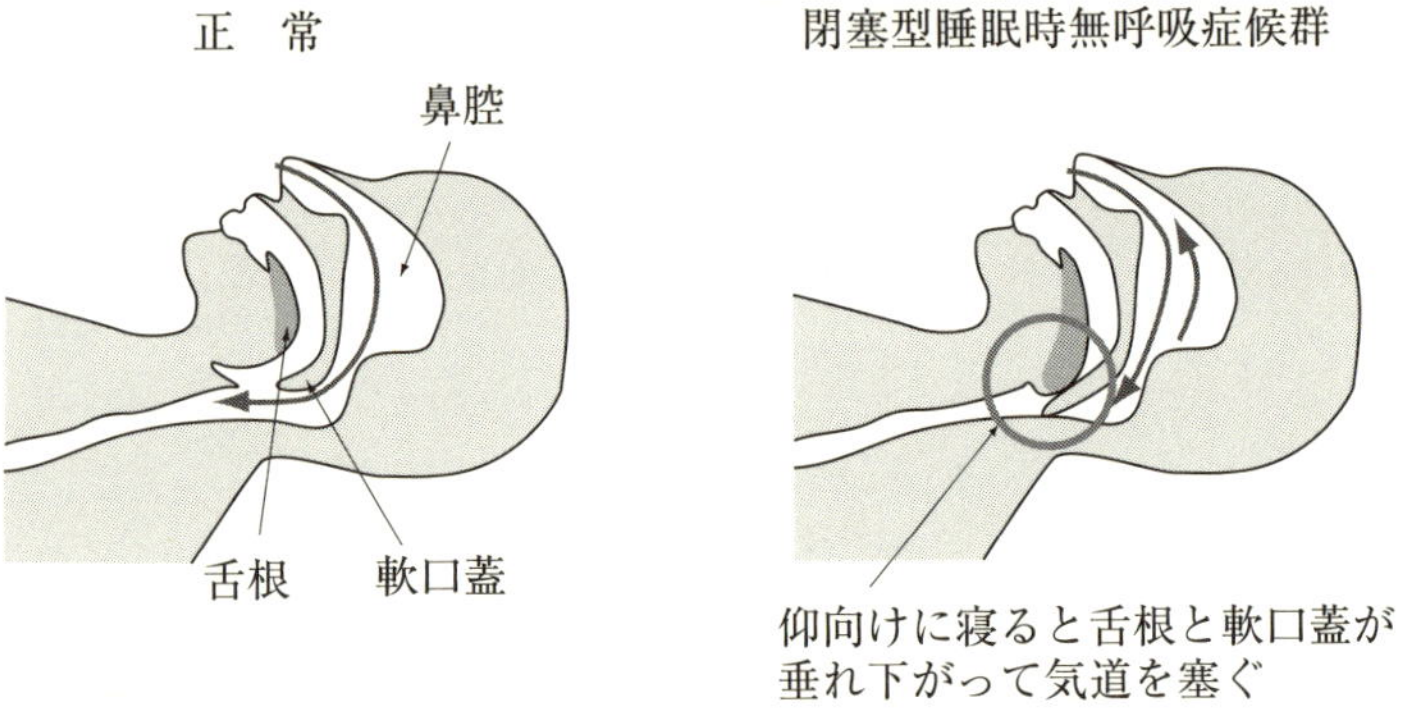

図 2-18　仰向けに寝たときの上気道の様子

ればなりません。また、高尿酸血症の人が高血圧や糖尿病、脂質異常症などの合併症を起こしていることも少なくありません。

このように高尿酸血症は後々やっかいなことになりますので、早めに対処するようにしましょう。方法は簡単で、断食や玄米植物食でやせると見事に正常化します。

予防としては血中尿酸濃度を上げないことですが、プリン体を多く含む食品を控え、全体として過食にならないことです。やはり、玄米植物食中心の食生活が最適です。

7　睡眠時無呼吸症候群の改善

睡眠時無呼吸には、呼吸中枢の障害からくる中枢型と、肥満が関係する閉塞型と、混合型の三種ありますが、ほとんどが閉塞型ですから、これについて述べます。

このタイプは、七〇～八〇％が肥満者で占められ、一〇〇％の人にいびきが認められ、日中の強い眠気が特徴です。直接の被害には睡眠中の突然死がありますが、アメリカでは昼間の強い眠気と集中力の低下で作業ミスや事故が多いということが問題になっています。それによる重大な事故として、アメリカではスリーマイル島の原発事故やスペースシャトルチャレンジャー号の爆発事故、日本では山陽新幹線の居眠り運転や大型トラックの追突事故などが有名です。肥満大国アメリカでは、睡眠時無呼吸症候群による被害額が毎年七〇兆円にのぼるそうです。

睡眠時無呼吸は、睡眠中筋肉が緩むことで舌根部や軟口蓋が垂れ下がることと、のどの周辺に脂肪がたまり気道の閉塞を助長することが主たる原因です（図2－18）。そうなる背景に肥満と飲酒などがあります。診断には夜間睡眠中に無呼吸が三〇回以上あるなどの条件がありますが、診断があるなしにかかわらず減量すれば改善されます。

8　脂肪肝の改善

脂肪肝は原因から三つに分けられます。栄養性、代謝・内分泌性、アルコール性です。栄養性のうち肥満性が五〇％を占め、代謝・内分泌性の二五～五〇％が糖尿病性です。とどのつまりカロリー過多がおもな原因です。

アヒルにジョウゴをつけて首を伸ばし、むりやり流動食を食べさせて肝臓を肥らせたのがフォアグラです。それと同じく、脂肪肝は人間のフォアグラなのです。フォアグラが好まれるのは、脂が乗っていたほうがおいしいからです。人間は脂があるとおいしいと感ずるようです。たとえば、霜降り牛肉やマグロのトロに限らず、肉や魚に脂がなければパサパサで全くうまくないと思います。野菜なども天ぷらにすると、とてもおいしくなりますので、カロリーが多いとわかっていても、つい食べすぎてしまいます。しかし、栄養的には脂はごく少量でいいのです。

脂肪肝がある程度進むと、肝機能が悪化して肝炎、肝硬変、肝ガンになります。したがって、脂肪肝を指摘されたら、ただちに減量対策を始めるべきです。脂肪肝は減量すれば見事に改善しますので、やりがいがあります。

9　脂質異常症の解消

過食により中性脂肪や悪玉のＬＤＬコレステロールが増加して、善玉のＨＤＬコレステロールは逆に下がる傾向にあります。肥満やメタボの要因とされる高血糖や高血圧、動脈硬化、心筋梗塞、脳梗塞などの生活習慣病を引き起こします。

過食で発生しますから、断食や玄米植物食でカロリーを抑えるのがいちばん有効で、減量すれば見事に治ります。二泊三日のソフト断食で、中性脂肪が八九九mg／dlから一一九mg／dl（正常値は五〇～一五〇mg／dl）と顕著に下がった例もあります。

10　変形性膝関節症の改善

膝は、軟部組織による結合部分が多く、可動範囲が大きいという点で、人類の関節のなかでも特殊な構造をしています。また、歩いたり走ったりするときに、片足に体重の何倍もの力が加わります。したがって、膝は故障が出やすい関節です。

若い頃、バレーボールやバスケットボールなどのジャンプの多い過激なスポーツをやって膝の関節軟骨をはく離した場合、年齢が進むにつれて膝の関節の変形が少しずつ進行して、一定の年齢になってから、わずかなきっかけで変形性膝関節症が出ることがあります。中高年からの山登りやママさんバレーなどがきっかけになることが多

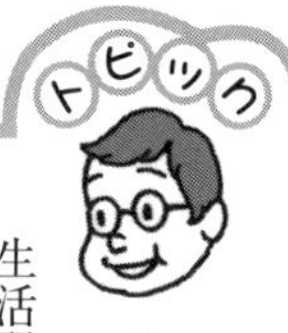

生活習慣病は自己責任病という意識で

　生活習慣病は、またの名を「自己責任病」と名づけるべきです。それくらい自分の生活スタイルが原因で発生する病気なのです。

　これらの病気を引き起こすおもな原因に食べすぎ、飲みすぎ、吸いすぎ、運動不足などがありますが、どれ一つとして人に頼まれたものはありません、自らの意思で行なっていることなのです。強いていえば、自分が自分に頼まれて行なっていることなのです。よく、「親も△△病だったから自分も△△病です」などといってすましている人がいますが、病気を先祖や親のせいにしては申しわけありません。

　したがって、食べすぎ、飲みすぎ、吸いすぎ、運動不足などのライフスタイルをかえればよいのです。タバコや酒をやめて、少食にして動くだけでよいのです。どんなに体重が多い人でも、数キロ減るだけで血糖値や血圧などが劇的に改善していきます。

　ガンをはじめ生活習慣病は一度出ると治りにくく、みじめな結果になりがちです。結局は自分がいちばん損をするのです。ですから、これらは自分でつくる「自己責任病」ですから、「自分の主治医は自分である」と自覚して、ライフスタイルを是正しない限り根治しないのです。ライフスタイルをただして、生涯にわたって予防し続けるという姿勢が非常に大切になります。

　具体的には、

①酒、タバコはなるべくやめる。

②肉、卵、脂肪類、菓子類、精製加工食品、添加物入り加工食品、砂糖、牛乳、乳製品など、昔は栄養の王様といわれていたものもなるべくやめる。
（今では世界中の学者や心ある人は、これらの食品を人類の食性に反したジャンクフード〈ガラクタ食品〉とよび、敬遠しています）

③玄米植物食（61ページ参照）を、ときによっては小魚少々を加えたりしてバランスよく食べる。
（これらは体積の割には低カロリーで、しかも微量栄養素はしっかり確保されるから、生涯にわたって肥満せず、生活習慣病やガンまでも予防可能な最も安くて、最も効果的な健康長寿法です）

いようです。

変形性膝関節症は、五十歳以上、女性、肥満という三つの条件がそろうと発症しやすいことがわかっています。年齢と女性であることは変えられませんが、体重と肉体年齢は自助努力で変えられます。たとえば、体重二〇キロオーバーの人は、それだけの荷物をどこへ行くにも一時も休まず背負って歩いているわけです。ＢＭＩ（33ページ参照）が大きいほど変形性膝関節症の発症率が増えて、減量するほど軽快するという統計があります。

PART 3

入門——日常生活で実践できる断食・玄米植物食・運動

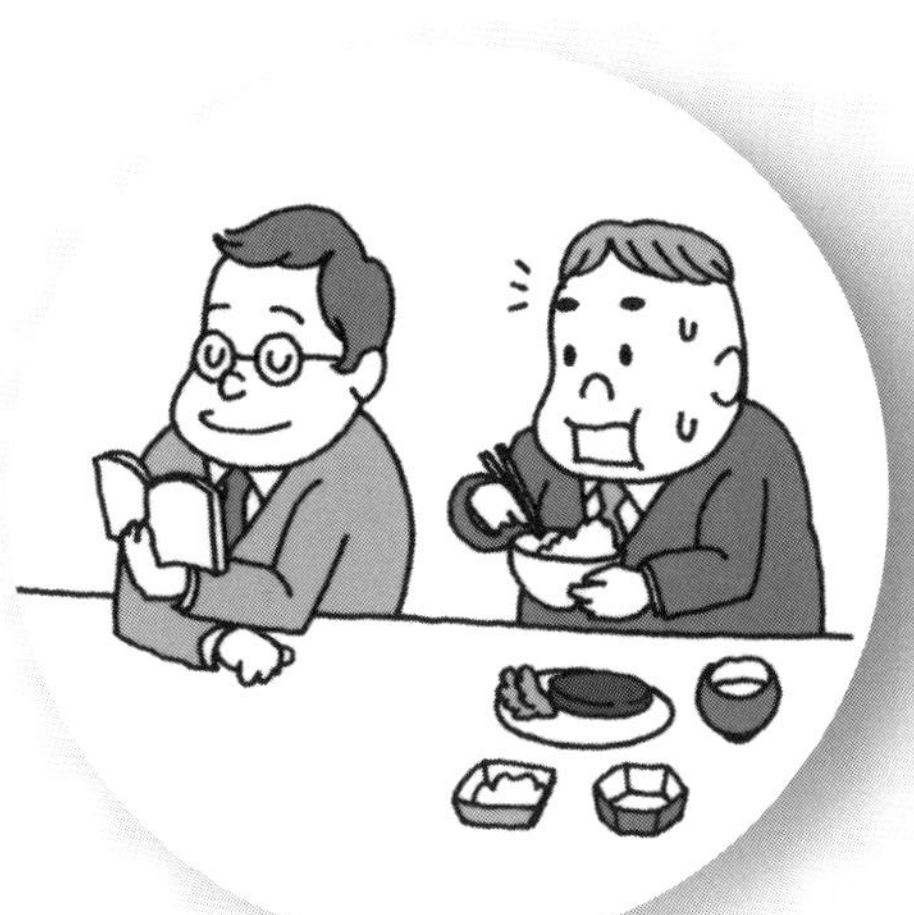

1 気軽に安全にできる断食・少食の実際

断食療法とは体を本来あるべき食習慣に導くための、大変効果的な健康法なのです。しかも、ここで紹介する断食・少食は、これまでの断食の「厳しい苦行」というイメージとは違い、誰にも簡単にできる方法です。これを「ソフト断食」とよんでいます。

1 初級—朝食断食——まずは少食の「快」を味わう

断食にはじめて挑戦するときは、まずは基本となる朝食断食をやってみましょう。

（1）「朝食を抜いたら力が出ない」のウソ

朝食を抜いてはいけない、ということがよくいわれます。これから活動しようというのに食べなければ力が出ない、というのが理由でしょう。しかし、実際は全くそんなことはありません。むしろ、食べないほうが体が正常な活動ができて都合がよいのです。

西勝造氏が創始した西式という健康法があります。この西式健康法では、朝は排泄の時間だから食べるべきではないと教えています。食べなければ朝の大便が出ない、ということも間違った常識です。朝食抜きの生活をしていると、やがて出るような体に変化してきます（『原本・西式健康読本』農文協刊）。

たしかに、毎日朝食を食べている人は、いきなり朝食断食をすると体がだるく感じるかもしれません。ですが、ちょっと我慢して続けてみてください。体がだんだん慣れて気持ちよく過ごせるようになるはずです。どうしても物足りない人は、あとで紹介する代替食（110ページ参照）を摂ってください。

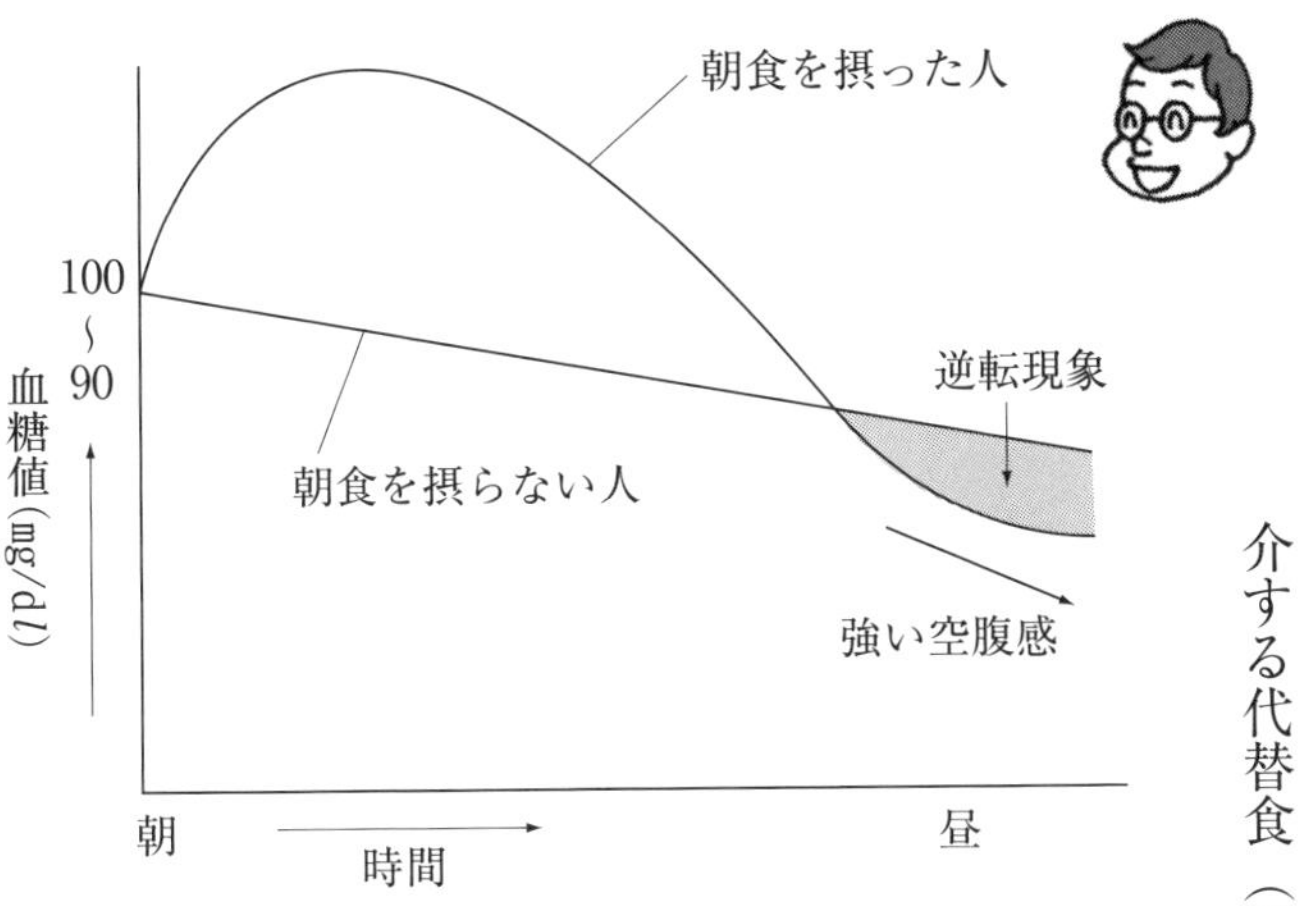

図 3-1　朝食を摂らない人と摂った人の血糖値の変化（甲田）

（2）朝食抜きで体が変わり始める

朝食を抜くことは、空腹に強くなるための訓練ともいえます。

人間は、血糖値がある値より低くなると空腹を感じます。図3－1をご覧ください。日本綜合医学会前会長で断食療法のオーソリティーである甲田光雄博士によりますと、朝食を摂らない人のほうが、朝食を摂る人よりも昼の血糖値が高いのです。逆にいうと、食べることで一時的に血糖値は上がりますが、大半は脂肪に変換され、その後血糖値が急激に下がりすぎて、ちゃんと食べたはずなのにお腹が空くという状態になってしまうのです。大ぐいの人ほどお腹が減りやすい、という悪循環の原因はここにあります。

朝食断食を続けていると、体の脂肪をエネルギーに転換するルートが発達して、お腹が空きにくくなります。そして、必要な分だけの食事で満足できるようになり、少食が身につくので

表3-1　断食の段階とペースの目安

朝食断食	毎日，生涯続ける
2食断食	週に1，2回。標準体重になるまで続ける
1日断食	週に1回。標準体重になるまで行う
2日断食	月に1回，体の大掃除。健康な人にもおすすめ
半断食	月に1回，3～10日連続。標準体重になるまで
※標準体重＝身長 × 身長（m）×21～22 ※標準体重やそれ以下の人も，断食をすると病気にかかりにくくなります	

す。

（3）生活のリズムに合わせて応用

朝食抜きがむずかしいという人は、代わりに昼食や夕食を抜いても、ある程度の効果はあります。

また、宴会などで、ご馳走をたくさん食べたり酒を飲んだりする機会は多いものです。そのとき、二つ気をつけたいことがあります。一つは、食べものは徹底的に噛むこと。よく噛むことで、腹八分目で満腹感が得られます。もう一つは、宴会の次の日は最低一食か、できれば二食抜くことです。そうすれば、一時的に大量に蓄積された脂肪分もきれいに分解されます。

朝食断食に慣れてきたら、週に一、二日くらい、その前後の昼食、夕食どちらかを抜いて二食断食にも挑戦してみましょう。二食断食までは、比較的簡単にできるはずです。食べないことで体が楽になることを実感できると思います。

これからだんだん本格的な断食にはいっていきますが、そのスピードとかペースについては表3－1を参照ください。

2　中級――一日断食――一日で大きな効果

二食断食までは比較的簡単ですが、朝昼晩と三食抜いて翌朝まで食べないでいるということは、少し忍耐が必要になります。その分、年中食べすぎている体には大変な効果があります。ただし、一食断食もしないで、いきなり一日断食に挑戦するのはおすすめしません。必ず朝食断食など簡単なところから始めてください。

一日断食の場合は、一週間に一回の割合で実行するのが無理もなくやりやすいでしょう。断食中の過ごし方は、ふつうの体力の人であれば、日常の生活のままでかまいません。

(1) 一日断食の流れ

(前日)　朝・昼・夕─通常の食事
　　　　夜　下剤を飲む
⇓
(当日)　朝・昼・夕─断食
　　　　水を飲むか代替食を食べる
⇓
(翌日)　朝─回復食を食べる
　　　　昼・夕─通常の食事

以下、各手順について詳しく説明します。

(2) 前日に下剤を飲む

断食中の腸は空にするほうが効果が上がります。胃から腸まですっきりものをなくすことで、消化器官全体を休ませることができるのです。

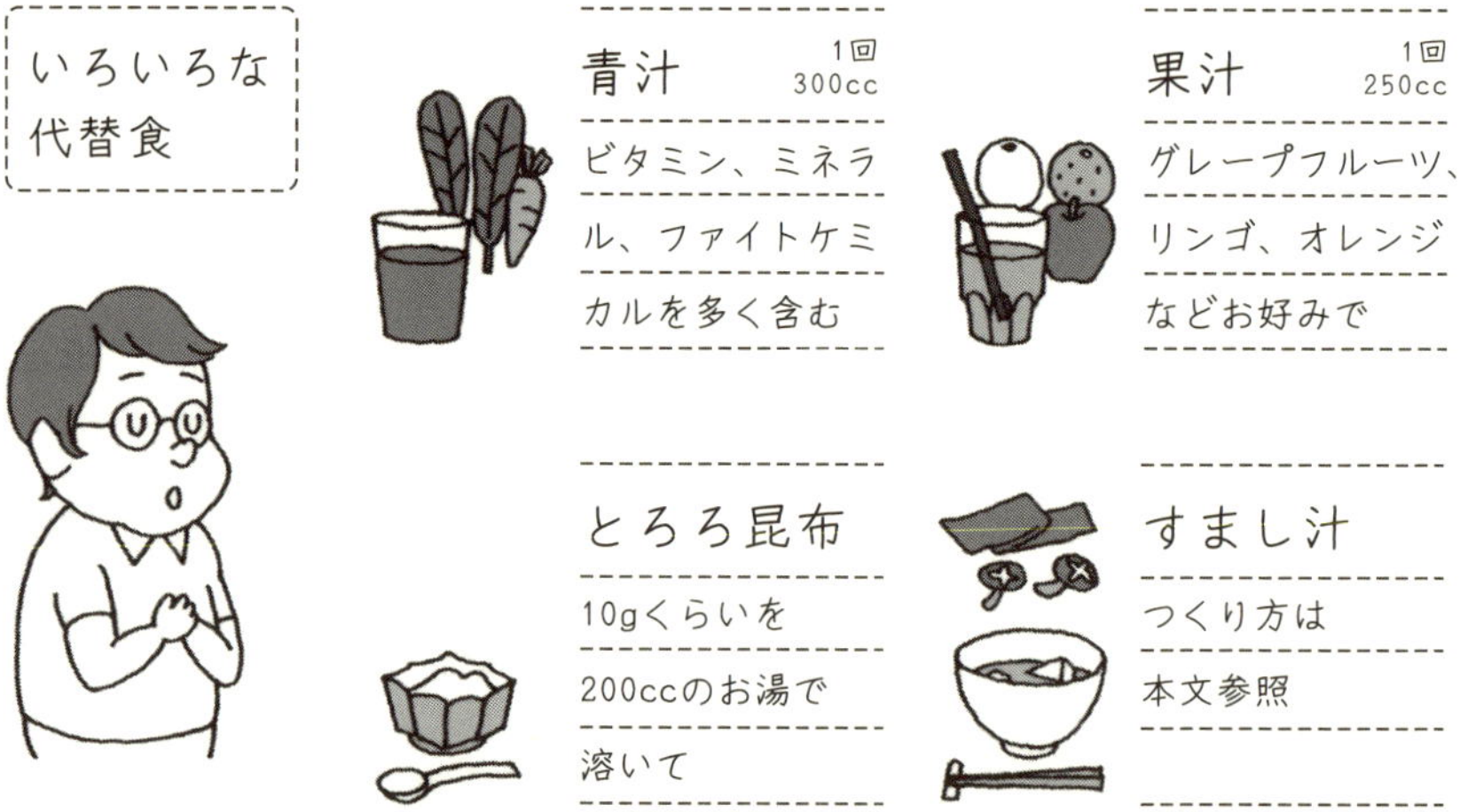

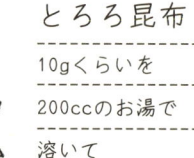

いろいろな代替食
青汁 1回 300cc
ビタミン、ミネラル、ファイトケミカルを多く含む
果汁 1回 250cc
グレープフルーツ、リンゴ、オレンジなどお好みで
とろろ昆布
10gくらいを200ccのお湯で溶いて
すまし汁
つくり方は本文参照

低カロリーで、適度にビタミン、ミネラル、繊維を含むものが基本

図 3-2　代替食のいろいろ

やり方は、断食を始める前の晩に水酸化マグネシウム剤一〇錠と、三〇〇～四〇〇ccくらいの水を飲みます。下剤の量は便秘症か下痢症かで増減してください。水酸化マグネシウム剤は「ミルマグ」ともいい、薬局に売っています。

下剤を使いたくない人は、断食当日の朝いちばんに五〇〇～一〇〇〇ccくらいの水を一度に飲んでください。下剤ほどではありませんが便通がつきます。

（3）お腹が空いたら代替食

ここが「ソフト断食」であるゆえんです。断食中とはいえ、低カロリーのものを少量摂ってもかまいません。むしろ、いつもどおり朝、昼、晩と口に入れるほうが精神的にも落ち着きますし、腸の蠕動が活発になります。

そのとき使う食材は、適度にビタミン、ミネラル、繊維が含まれているものが基本です。何種類か紹介します（図3－2）が、このほかにも自分がやりやすいものを見つけて用いるとよいでしょう。

青汁　細胞の代謝に必要なビタミン、ミネラル、ファイトケミカル（植物性生理活性物質）がたくさん含まれていて、しかも超低カロリーですから、断食中に飲むものとしては筆頭株です。飲みづらい人は、リンゴなど好みの果汁を味付け程度に入れるとよいでしょう。一回の量は三〇〇ccくらいです。

市販のものでもよいし、コマツナ、キャベツ、ニンジン、トマト、セロリなど季節の野菜の青汁をジューサーで手づくりしてもよいでしょう。

果汁　グレープフルーツ、リンゴ、オレンジなど好みのもので。飲みやすいのがよいところですが、果汁には果糖が含まれていて、その分解の過程で大量のビタミンB群を消費し体に負担をかけてしまうのが難点です。一回の量は二五〇ccくらいが適当です。

とろろ昆布　ほとんどカロリーがなく、簡単につくれて、しかも腹にどっしりたまる感じがあるので、お腹の空きやすい人にはぴったりです。

つくり方は、一〇グラムくらいのとろろ昆布を二〇〇ccのお湯で溶くだけです。断食中は体が冷えやすいので、温かいとろろ昆布を飲むと体がとても楽になります。

すまし汁　前述の甲田博士が考案した代替食で、とくにおすすめです。

〈材料―一食分〉

水　三合（五四〇cc）

干しシイタケ（国産）　五～一〇グラム

干し昆布（国産）　五～一〇グラム

黒砂糖　三〇グラム（増減自由）

醤油　大さじ一杯（増減自由）

〈つくり方〉

シイタケを水に半日ほどつけておく。昆布はきつく絞ったふきんで汚れをふき、シイタケと一緒に火にかける。沸騰して五分ほどしたら黒砂糖、醤油を入れ、温かいうちに飲む。

寒天　カロリーもほとんどゼロで食物繊維を豊富に含んでいるので、腸に大変やさしい食品です。

〈つくり方〉

粉寒天四グラムを四〇〇ccの水に溶かして沸騰させます。少量の黒砂糖や果汁を加えたり、季節の果物を小さく切ってちりばめたり、いろいろに工夫できます。

味付けをしたら冷蔵庫で冷やし固めます。厚さ二センチ、縦・横五センチ四方の大きさのものを一回に二個くらいがめやすです。

(4) サプリメントで体調を整える

断食を始めると、人によってはすごくだるくなったり、眠くなったりする場合があります。この症状は、ふだん大食の人、逆にやせすぎで体力のない人に多いのです。

断食中で空腹のときは、体内に蓄積された栄養を分解してエネルギーに変えます。この過程で多くのビタミンやミネラルが消費されます。このため、それらの不足の症状としてだるさが起こります。こんなときは、サプリメント（栄養補助食品）をうまく使うと楽になります。

ビタミン、ミネラル、ファイトケミカルなどがそろっているものがよいでしょう。量は、通常の一日分よりやや少なめでよいです。

（５）ここが肝心！　回復食

断食が成功するかどうかは、断食後はじめて食べる回復食にかかっています。せっかく断食で大食いの胃袋が縮んでいるわけですから、それを拡げてしまわないようにしなければいけません。また、断食中は消化器をとくに安静にしていますから、断食明けに突然、通常食を食べると負担が大きすぎます。

そこで、おすすめなのが玄米粥です。体にやさしく、ビタミンやミネラルがたっぷりとはいっているので、断食で飢餓状態になった体を心地よく回復させます。つくり方は次ページの図３－３をご覧ください。量は、通常の半分くらいから始めるほうが、胃に負担がかかりません。

なるべく玄米の粒を残してつくってください。早食いせず、ゆっくりよく噛んで食べることで、意外なほど少量で満足できます。これが、体が本来必要としている量なのです。

３　上級―二日断食―荒療治だが効果は抜群

二日断食となると、合計六食抜くわけですから、そう簡単ではありません。途中で挫折すると断食に対してわるいイメージをもってしまうので、最初は専門家の指導を受けることをおすすめします。自宅で行なうさいは、夫婦や家族と一緒にやるとよい

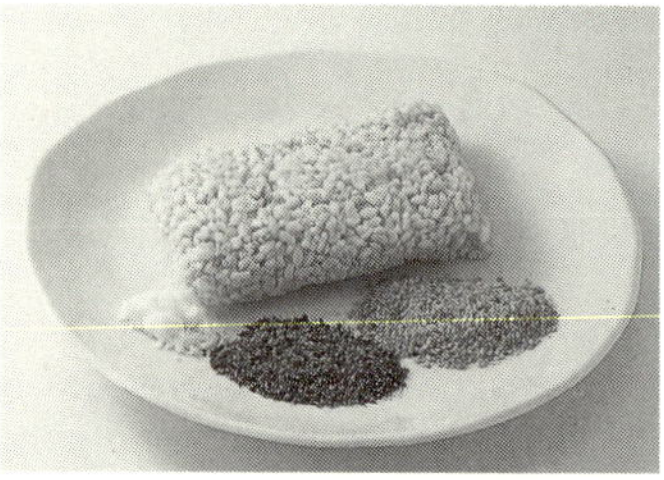

【材料】
玄米ご飯　茶碗３杯
　　　　　(冷凍しておいたものなども使える)
すりごま　70g
　　　　　(白，黒どちらでも，両方入れてもよい)
自然塩　　小さじ１

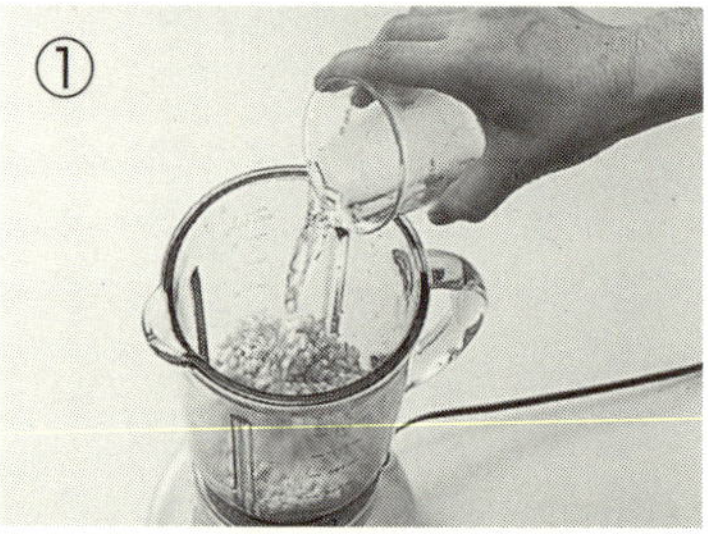

玄米ご飯をミキサーに入れ，同量の水を加えて10～20秒くらい回す

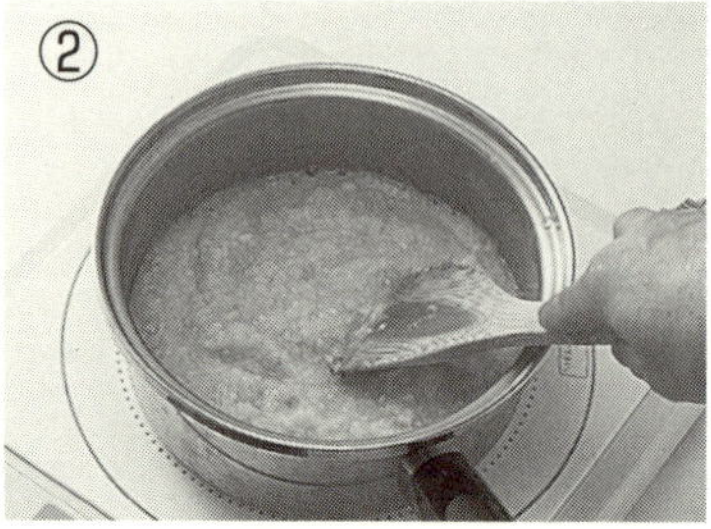

鍋に移し，焦げないようにあたためる。水を加えながら，濃さも調節

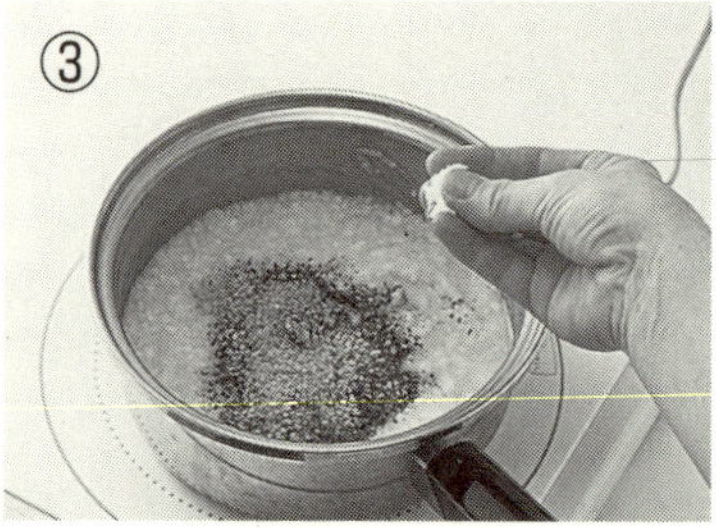

とろみが出てきたら，塩とゴマを加えて味を調える

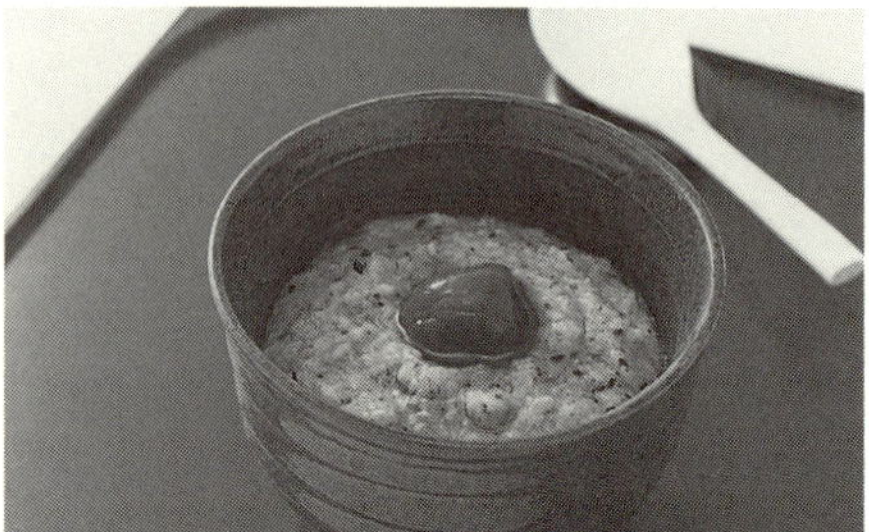

梅干し１個を添えて，できあがり

図3-3　ソフト断食明けのおいしい回復食「玄米粥」のつくり方

(写真　小倉隆人)

でしょう。

(1) 二日断食の方法

断食を始める直前の一食は、通常の食事量の半分にします。おかずは、なしかわずかにします。明日から断食だからと前日にドカ食いするのは、翌日以降体調の乱れが出やすくなるので避けてください。

同様に、断食後の回復食の玄米粥も通常の半分の量にすべきです。

断食中の食事は、前記した代替食を飽きのこないように組み合わせて摂ってください。

(2) 一日目と二日目の体調の変化

一日断食のときは一日だけでも大変に感じますが、二日断食のつもりでの一日目は案外と楽に過ごせます。

しかし、二日目になると、朝からだるい、眠い、あるいは頭痛などの症状が出てくることがあります。ですが、これは治るための一過性の反応で、回復食を食べれば即おさまるので心配いりません。むしろ、わるいところが治るためのサインだと思って喜べばよいのです。

4　全く食べないのはきつい、という人は半断食で

断食という言葉に負のイメージを連想する人もいるでしょう。どうしても断食そのものをやる気がしない人や、体力に自信のない人は、まずは半断食を試してみてくだ

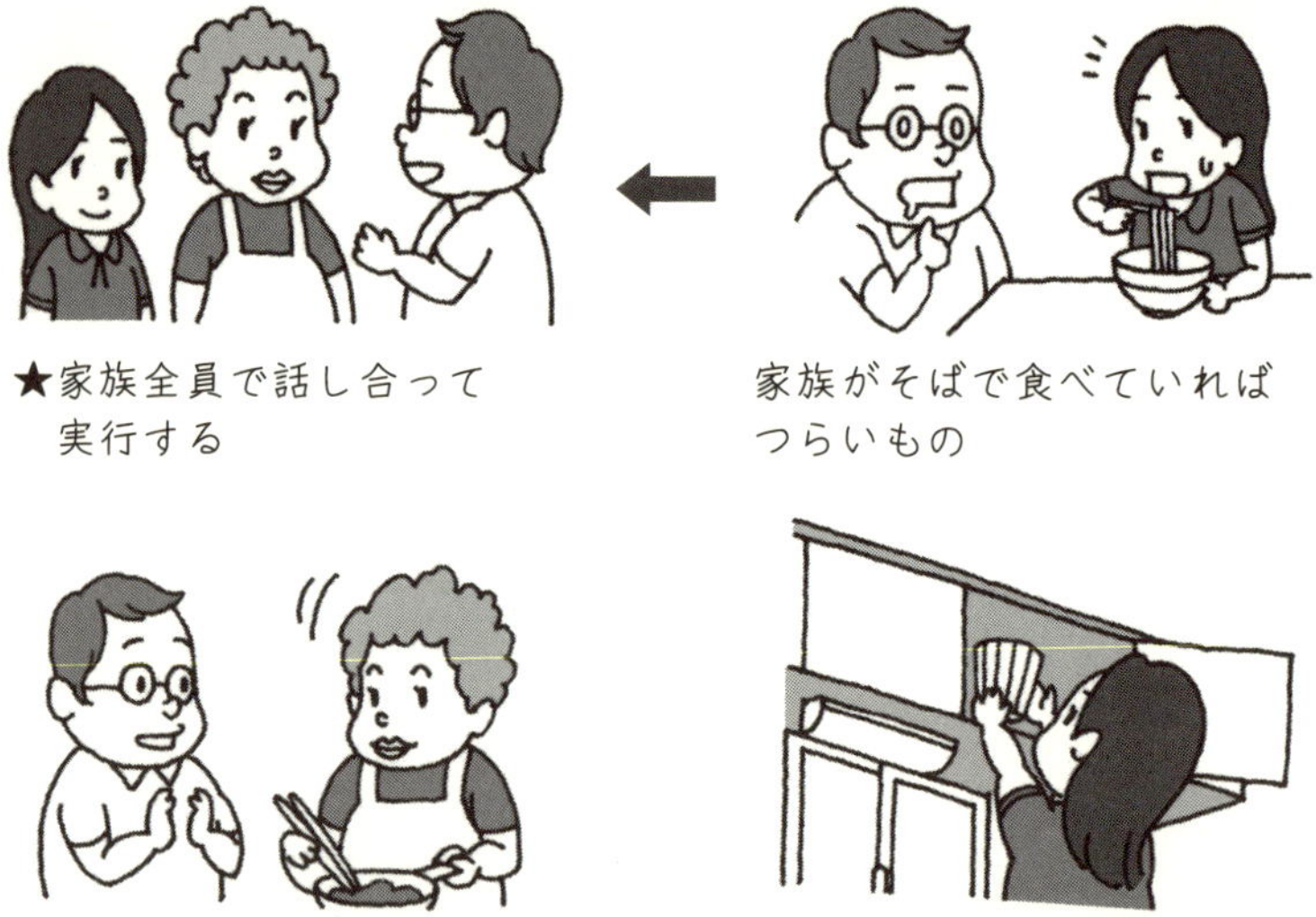
家族がそばで食べていれば
つらいもの
★家族全員で話し合って
実行する
★見えるところに食料を
置かない
★料理を大量につくらない

図 3-4　断食を続ける環境づくり

さい。

半断食とは、ふだんの量の二分の一から三分の一に落とした食事を、断食の予定期間の二～三倍くらい行なうものです。

食事の内容は、満足感や栄養の豊富さを考えると玄米食がベストです。お粥にすると、量は半分でも食べごたえがあります。もちろん、ふつうに炊いたご飯でもかまいません。そのさい、徹底的に噛むことです。

5　断食の注意事項

(1) 潰瘍を患っている人は断食を避ける

断食を行なうと、早い人で翌日からその人の潜在的な病気や弱点がひどく出てくることがあります。とくに、潰瘍のある場合は出血しやすくなりますから、必ず完全に治してから断食を実行してください。

また、重症の病気を患っている人も、医師や断食療法の専門家に相談してください。

(2) 自分の力量に合わせて

自分の力量以上の断食をいきなりやると、リバウンドで体調を崩し、やる前よりもなおわるい状態になってしまうこともあります。ですから、必ず一、二食断食からはいって、それが簡単にできるようになってから次の段階へ進むようにしましょう。

(3) 断食を続ける環境づくり (図3―4)

断食をせっかく始めても、家族がそばで何か食べていればつらいものです。本当なら、家族全員で実行することが理想です。そのためには、ふだんのわが家の食生活の問題についてよく家族で話し合うことが必要です。自分の体調の悩みからざっくばらんに話し、将来かかりそうな病気を話題にしてみるのもよいでしょう。よい食習慣は、子どもたちにも引き継ぎたいものです。

また、環境づくりとして大事なことは、目に見えるところに食料を置かないことです。また、断食にはいる前に料理を大量につくらないことです。腐らせたらもったいないという気持ちが、断食を中断させる精神的な誘惑につながります。

いろいろとむずかしいことをいうようですが、案ずるよりも産むがやすし、まずは気軽に一食抜きから挑戦してみてください。

2 断食が終わったら――玄米植物食でらくらく少食へ

断食後は味覚が敏感になっていて、ふだんは気づかない玄米のうま味を十分に感じることができます。このときこそ、食習慣を切り替えるチャンスなのです。

私がおすすめする「玄米植物食」という食事法では、主食は玄米を食べます。おかずの材料は野菜、豆類、ゴマ、海藻くらいです。

卵、肉、魚などの動物性食品は摂らないのを原則とします。とはいえ、急に全くやめるのもむずかしいので、健康な人ならたまには摂ってもいいでしょう。ですが、断食療法で病気を治したいと思っている人は、この決まりを守ることで病状を大変早く改善することができるので、ぜひ実践してみてください。

1　玄米植物食がよい理由

玄米植物食は、健康な体をつくるために最も効果的な食事法なのです。たくさんの長所がありますが、代表的な点は次のとおりです。

①植物の材料だけで完璧な栄養バランスになる。
②抗酸化ビタミンなどの成分が豊富で、ガンのもとになる活性酸素の害を予防する。
③玄米の食物繊維やフィチン酸は、有害物質を吸着して体外に出す。
④玄米を食べると腸内細菌の善玉菌が増加し、便秘も解消する。
⑤同じカロリーでも動物食よりかさがあるから、お腹が満足する。
⑥白米に比べて血糖値が上がりにくく、腹もちしてお腹が空きにくい。

2　とっておきの玄米の炊き方五つのコツ

①一回に炊く量は三合以上

玄米は三合以上まとめて炊くほうが、断然ふっくら炊き上がります。二～三日分まとめて炊くのもよい方法です。

保温し続けると熱で栄養が変質してしまうので、残りは冷蔵庫や冷凍庫で保存しましょう。おいしさ、栄養が長続きします。一食分をラップでくるんでおくと便利です。

②十分水に浸して玄米をめざめさせる

玄米は生きているので、水分を吸収すると発芽のスイッチがはいります。このとき、アミノ酸の一種であるギャバが生まれ、体の免疫力を非常に高めてくれます。味もよくなります。理想的には一二～二四時間水につけてから炊いてください。

③雑穀（アワ、キビ、ムギ、赤米、黒米など）や豆（小豆、大豆、黒豆など）を混ぜ込む

玄米に豆を入れると必須アミノ酸のバランスがとてもよくなりますし、雑穀も栄養のバランスを調えるのを手伝ってくれます。栄養バランスがよくなると、おいしさも倍増します。いくつか混ぜ合わせ、日替わりメニューを楽しみましょう。

④発芽率のよい玄米をよい水で炊く

生命あるはずの玄米のなかにも、芽を出せないものがあります。農薬や化学肥料、機械乾燥による温度の上げすぎで死んでしまうのが原因のようです。

興味のある人は発芽試験をしてみてください。五〇粒を水に浸し、ときどき水を替

えながら一週間もすると、発芽の様子が確認できます。発芽率のよい玄米のほうがおいしく感じます。なお、発芽率は八〇％以上でほぼ合格、九〇％以上なら申し分ありません。

また、乾いた玄米が最初の水で眼をさますので、水のよしあしも味の決め手になります。

⑤天然塩と炭を入れて炊く

天然塩は玄米のうま味を引き出し、玄米を長時間水につけるとき水の変質を遅らせてくれます。さらに、唾液中のデンプン消化酵素であるプチアリンは食塩で活性化することがわかっています。

炭は、においや農薬、添加物などの吸着作用にすぐれ、エネルギーを高める作用もあり、玄米がふっくらおいしく炊き上がります。

3　炊く器具によってコツが違う

玄米を炊く器具によっても、おいしく炊くポイントが違います。

①電気炊飯器で

玄米を水でさっと洗って、一・五倍の量の水につけます。炊き上がってスイッチが切れたあと、三〇分以上蒸らしてから天地返しをします。

かたく炊き上がったときは、温度が少し下がってから水を加え、もう一度スイッチを入れると、やわらかく炊くことができます。

②圧力鍋で

圧力鍋を使うと、玄米はやわらかく粘りも出て、もち米の食感に近づき、玄米とは思えない炊き上がりになります。

水加減は玄米の一・二倍。圧力鍋なら短時間の吸水でも炊くことができます。最初はやや強火にかけ、蒸気が上がって圧力がしっかりかかってから弱火に調節し、二〇～二五分で炊き上げます。火を止めるめやすは、水分が飛び、お焦げができる寸前のおいしそうなにおいがしたときです。

火を止めてから圧力が十分に抜けるまで蒸らし、天地返しをしてできあがりです。

③土鍋で

米が一粒一粒立ちながら、しかも中までしっかりとふくらんで味わい深くできあがります。

水加減は玄米の一・六～一・八倍くらい。最初はやや強火にし、沸騰して鍋の中にしっかり対流ができたら、火をうんと弱火にし、ふたの穴に栓をし、四〇～五〇分炊き、最後に三〇秒ほど火を少し強めて水分を飛ばします。火を止め、三〇分以上蒸らしてから天地返しをします。

土鍋は吹きこぼれやすいので、火加減に注意しましょう。

4　玄米植物食のおかず

食べるということの基本は、その食べもののもつ生命力をいただくことです。玄米

玄米植物食の
おかずのつくり方
5つのポイント
1
皮や葉を捨てずに
丸ごと使う
2
天然塩で味付け
する
3
天然の熟成した
味噌や醤油を使う
4
白砂糖は使わない
SUGAR
5
油は少量に
OLIV
NATA
GOM
ゴマ油、ナタネ油、エキストラ
バージンのオリーブ油など

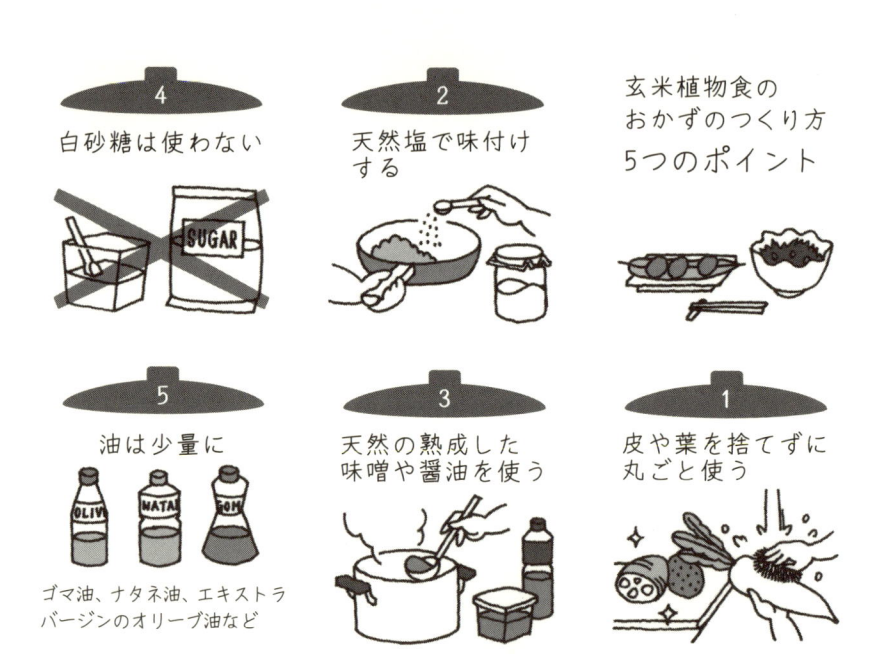

図 3-5　玄米植物食のおかずのつくり方―5 つのポイント

でも野菜でも、その生命力を生かした食べ方をすれば、自然に健康な食事になります。

地場でとれた旬の野菜を、その個性を活かし、楽しんで調理しましょう。ポイントは次の五つです（図3－5）。

①皮をむいたり葉を捨てたりせず、まるごと全部を使う

野菜の皮は人間の皮膚と同様、外界の刺激や細菌から体を守るバリアーなのです。そこにはエネルギーや栄養が豊富に詰まっています。タワシで洗いよく泥を落として、皮をむかずに使いましょう。微量で大事なファイトケミカルなどは、皮の部分に豊富にあります。

アクはミネラルの固まりなので、えぐみが強いもの以外はそのまま調理します。

まるごと食べるのですから、野菜は有機無農薬のものが望ましいです。普通のもので農薬が心配なら、外側を捨てるか、皮をむいてください。

②天然塩で味付けする

地球のあらゆる生命の源は海です。海水には、地球上のすべての元素が溶け込んでいます。海水をそのまま濃縮した天然塩には、海水のミネラルがふんだんに含まれています。塩は味付けの基本であり、天然塩は素材のうま味も引き出します。

③熟成した味噌・醤油を

味噌・醤油は日本の料理の基本調味料です。丸大豆と天然の塩を昔ながらの方法で発酵・熟成させたものを使います。発酵食品は便通をよくし、消化吸収を促進し、免疫力を高め、腸壁が整うので、コレステロールや血圧を下げる効果もあります。ぬか漬けや納豆などもあわせ、発酵食品は毎日とり入れましょう。

④白砂糖は使わない

白砂糖は魅力的ですが怖いものです。人間は体も胃腸も楽をしたがります。白砂糖は消化するのにいちばん楽なので、おいしいと体が錯覚してしまうのです。しかし、胃腸に楽なものばかりを食べていると、消化機能は退化し、消化管の影響が大きい免疫力も減少してしまいます。そのうえ、エネルギーにするには多くのビタミンB_1やカルシウムを消費し、血糖値も急に上がるのですい臓に負担をかけてしまうのです。甘味をつけたいときは、みりん、黒砂糖、蜂蜜、メープルシロップ、干しブドウや干しイチジク、干し柿などの自然の甘味を使いましょう。これらは素材の味を生かし、体にもやさしく作用します。

⑤油は少量に

油は体を酸化させる大きな原因です。体によいと思われている植物油も、じつは酸化されやすいため、すぐ悪役になってしまうのです。

家庭で油を使うときは、抗酸化作用をもつ手搾りのゴマ油や二重結合の少ないナタネ油、熱に対しても強いエキストラバージンのオリーブオイルを少量使います。小さいビンで買い、冷暗所に保存して、短期間に使い切りましょう。


以上の点を守って、毎日の料理を自分なりに工夫してみてください。つくる料理は、きんぴらごぼう、切干し大根の煮物、野菜のおから煮など、ふだんのおかずでよいのです。要は、材料とつくり方、食べる量をちょっと工夫すればよいのです。

ときどきのソフト断食で体のタガを締め、日常は玄米植物食を積極的に取り入れて、いつまでも健康に暮らせる食生活をぜひ身につけていってください。

＊ソフト断食や玄米植物食、料理についてもっと詳しく知りたい人は、『ソフト断食と玄米植物食』と『玄米食養クッキング』（ともに農文協刊）をご覧ください。

3 アイソメトリクス・ストレッチングのすすめ
――いつでもどこでも道具なしでできる「ながら運動」

アイソメトリクス・ストレッチング（isometrics stretching, 等尺性収縮）は道具なしでいつでもどこでも行なえますし、運動の角度と組み合わせを変えれば、あらゆる筋肉を鍛錬できます。たとえば、手と手、足と足、手と足、頭と手などを使い互いに反対方向に力を対抗させて、一定の力で一定時間行なう方法が基本です。

しかし、対抗する力を使わずに、片方の関節のみを最大伸展位（関節がこれ以上伸びない位置）からさらに伸展させるように力を入れる、あるいは最大屈曲位（関節がこれ以上曲がらない位置）から、さらに屈曲させるように力を入れる方法もあります。

アイソメトリクス・ストレッチングの例を、図３－６にいくつか紹介します。各動作を五～一〇秒間行ないます。二～三秒休んで再び五～一〇秒間行ないます。これを一〇回くらい繰り返すと、かなり有効です。たとえば、電車を待つ二～三分の間に、二～三秒間隔で一〇秒間、大腿四頭筋を収縮させて伸展させた膝をさらに伸展させるように筋肉に力を入れることを、一〇回くらい繰り返すのです。

また、一定時間壁を押したり、机を持ち上げたりする身近な道具を使う方法もあります。

筋肉のはたらきは収縮してもとへ戻るのみで、伸びるはたらきはありません。したがって、目的の筋肉がはたらいているかどうかは、触ってみてかたく、太くなっていれば確認できます。

何かをやりながらこの筋トレを並行して行なうことを「ながら運動」と名づけ、私も一〇年間実行していますが、とても有効です。

要は、発達させたい筋肉が収縮している時間帯だけ筋肉は発達します。これらの運動は、カロリーを消費しながら筋肉が発達すると同時に基礎代謝量も増え、しかも生活能力が増え、肥りにくい体になりますから誠に合理的な方法です。

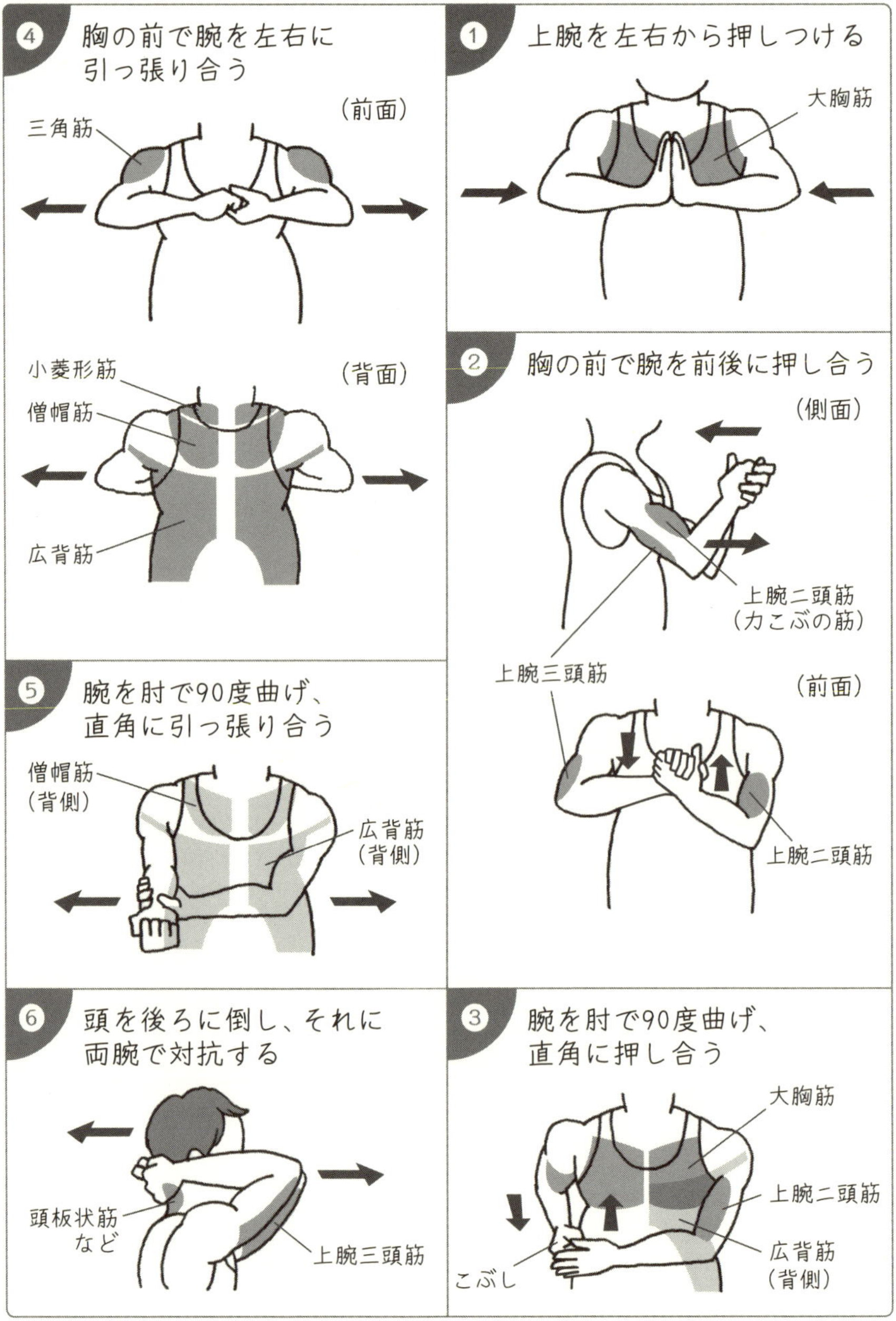

図 3-6　アイソメトリクス・ストレッチングの例

※各動作は，〔5～10秒間力を入れて2～3秒休む〕を10回ほど繰り返す。

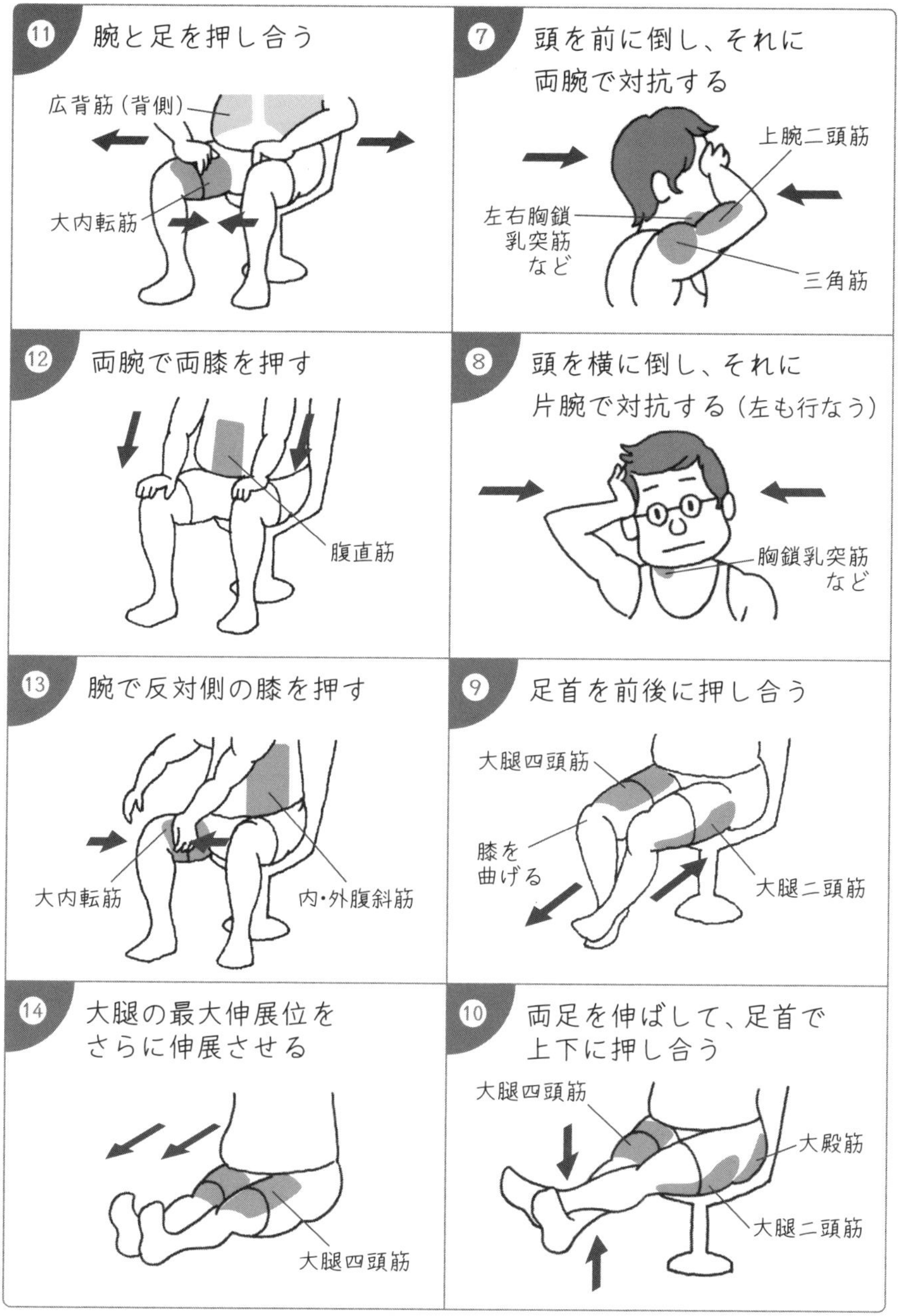
⑦ 頭を前に倒し、それに両腕で対抗する
上腕二頭筋
左右胸鎖乳突筋など
三角筋
⑧ 頭を横に倒し、それに片腕で対抗する（左も行なう）
胸鎖乳突筋など
⑨ 足首を前後に押し合う
大腿四頭筋
膝を曲げる
大腿二頭筋
⑩ 両足を伸ばして、足首で上下に押し合う
大腿四頭筋
大殿筋
大腿二頭筋
⑪ 腕と足を押し合う
広背筋（背側）
大内転筋
⑫ 両腕で両膝を押す
腹直筋
⑬ 腕で反対側の膝を押す
大内転筋
内・外腹斜筋
⑭ 大腿の最大伸展位をさらに伸展させる
大腿四頭筋

注　使う筋肉は，おもなものに限定した。

参考文献

藤城博「断食療法」『治療』Vol.89　三月増刊号　南山堂、二〇〇七
門脇孝「脂肪細胞と肥満研究の最前線と醍醐味」『実験医学』Vol.20　No.12　羊土社、二〇〇二
「高血圧の診療」『medicina』Vol.37　No.3　医学書院、二〇〇〇
「高脂血症と動脈硬化」『medicina』Vol.36　No.3　医学書院、一九九九
土屋繁裕『がん病棟の真実』経済界、二〇〇〇
安保徹『最強の免疫学』永岡書店、二〇〇四
沼田勇『病いは食から』農山漁村文化協会、一九七八
甲田光雄『断食・少食健康法』春秋社、一九八〇
甲田光雄『驚異の超少食療法』春秋社、一九九五
甲田光雄『断食療法の科学』春秋社、一九七四
アンドリュー・ワイル（著）、上野圭一（訳）『癒す心、治る力　実践編』角川書店、一九九七
福田稔『難病を治す驚異の刺絡療法』マキノ出版、一九九九
ゲリー・F・ゴードン監修、森山晃嗣著『アメリカはなぜ「ガン」が減少したか』現代書林、二〇〇二
星野仁彦『ガンと闘う医師のゲルソン療法』マキノ出版、一九九八
マックス・ゲルソン（著）、今村光一（訳）『ガン食事療法全書』徳間書店、一九八九
シャルロッテ・ゲルソン、モートン・ウオーカー（著）、阿部孝次・氏家京子（訳）『決定版　ゲルソンがん食事療法』徳間書店、二〇〇二
ピーター・コックス（著）、浦和かおる（訳）『新版　僕が肉を食べないわけ』築地書館、一九九八

勝田茂編著、和田正信・松永智著『入門運動生理学』杏林書院、二〇〇一
新谷弘実『病気にならない生き方』サンマーク出版、二〇〇五

あとがき

現在、先進国や発展途上国の富裕層に蔓延している肥満、メタボリックシンドローム、ガンをはじめとするさまざまな生活習慣病、認知症などについては、現行医療ではあまり効果が期待できなくなりました。生活習慣病は、その人の過食や運動不足、酒、タバコなどのライフスタイルから生まれるところから、そうよばれるようになりました。

しかし、さらに考えを発展させて「自己責任病」と名前を変え、自分でつくる病気だという自覚をみなさんに明確にもっていただき、今こそ官民あげて予防に力を注がなければ、日本の未来が危ういのです。そのことは、経済産業省と厚生労働省が、企業による従業員の定期健診など健康管理への投資とその効果を定量的に把握するため、二〇〇八年四月から「健康会計」の新設という動きにも現われています。しかしその一方で、病人が多いほど儲かる現行医療の出来高払い制度では、病人が減らないのは明白です。そして、自己管理をしっかり行なって健康でいる人には保険料を毎年大幅に払い戻しすれば、各人も健康管理に熱心に取り組むと思われます。

本文中にも書きましたが、生涯医療費は一人当たり二三〇〇万円も使うのですから、五〇〇万円くらいを報奨金としてバックしても、健康人が増えればかなり医療費を抑えることができるはずです。国や地方の財政再建には、まず住民を健康にしたうえで、予算を大きく圧迫している医療費を浮かすのがいちばん有効です。というのも、もともとかからなくてもよい病気にかかって、今度は大げさに医療費を使うというような、無駄なことをしているわけですから。

そして、健康であれば定年なしで老後も元気で働けるから、若者が少ないことによる労働力不足も補えるし、中高年が生き甲斐と幸福感をもって充実した人生を送れます。そうすれば、おのずと平和で豊かな社会になることでしょう。

その方法はきわめて簡単です。「玄米植物食を中心にした食事をよーく噛んで食べ、適度に動いて標準体重を維持する」。ただこれだけでよいのです。

最後までお読みいただき感謝申し上げます。そしてみなさんのご健康、ご多幸を心からお祈り申し上げます。最後に、食養の開祖・石塚左玄先生をはじめ、食養と禅の生涯の師・沼田勇博士、断食のオーソリテイ・甲田光雄博士、食養に道をつけてくださった金尾武先生ご夫妻、生涯の友である平山幸史《ゆきひと》先生、その他多くの先生方、都賀治療院の素晴らしい仲間たち、玄米植物食とウエイト・ロス運動をご支援いただき、実践してくださるすべての皆様に感謝申し上げます。願わくば健康で幸福な人生がすべての人に訪れますように。そしてこの本を最愛の妻に捧ぐ。

合掌九拝

日本食養の会会長
NPO法人ウエイト・ロス協会理事長　藤城　博

［著者略歴］

藤城　博（ふじしろ　ひろし）

診療放射線技師，柔道整復師，鍼灸師。

都賀治療院院長，日本食養の会会長（玄米普及の会），NPO法人ウエイト・ロス協会理事長。

日本綜合医学会常任理事。

1951年千葉県生まれ。日本綜合医学会永世名誉会長・沼田勇博士に20年間師事し，食養と坐禅を学ぶ。また，各種治療法を総合的に学んで，「綜合免疫療法」を開発，生活習慣病や難症例に実績を上げている。とくに最近では，生活習慣病予防の取り組みから，7年前よりセミナー中心の断食道場を開設，玄米植物食とソフト断食によるメタボリックシンドローム予防に力を入れている。

共著に『ソフト断食と玄米植物食』（農文協），論文に「断食療法」『治療』Vol.89，3月増刊号，南山堂，2007がある。

食養で治す　メタボリックシンドローム

内臓脂肪をつけずに燃やす

2008年3月25日　第1刷発行
2008年9月10日　第2刷発行

著　者　**藤城　博**

発行所　社団法人　農山漁村文化協会
郵便番号　107-8668　東京都港区赤坂7丁目6-1
電話　03(3585)1141（営業）　03(3585)1145（編集）
FAX　03(3589)1387　　振替　00120-3-144478
URL http://www.ruralnet.or.jp/

ISBN978-4-540-07247-5　　製作／森編集室
〈検印廃止〉　　印刷／㈱新協

製本／根本製本㈱
Printed in Japan　　定価はカバーに表示
乱丁・落丁本はお取り替えいたします。